Werner Krebber

Sexualstraftäter im Zerrbild der Öffentlichkeit

Werner Krebber

Sexualstraftäter im Zerrbild der Öffentlichkeit

Fakten – Hintergründe – Klarstellungen

KONKRET LITERATUR VERLAG

Allen Opfern
sexueller Gewalt

Umschlaggestaltung: Peter Albers
Satz: H & G Herstellung, Hamburg
Druck: Wiener Verlag, Himberg
ISBN 3-89458-177-8

Inhalt

Vorwort

Das vorliegende Buch will verstanden sein als ein Beitrag zur Versachlichung der Diskussion um Straftäter, die ein Sexualdelikt begangen haben. Der Autor bietet eine Fülle von Informationen, die die verschiedenen Facetten des Schreckens im psychologischen, sozialen, rechtlichen, gesellschaftlichen und politischen Zusammenhang beleuchten. Solche Zusammenschau ist das besondere Verdienst des Buches; es ermöglicht dem zum Zuhören bereiten Leser, Vor-Urteile zu überprüfen oder wenigstens zu relativieren beziehungsweise die Vielschichtigkeit dieser Problematik zu erahnen; es regt auf dieser Basis zum Nachdenken an und zu einer tiefergehenden Auseinandersetzung mit diesem aktuellen Thema.

Durch die seit einigen Jahren geführte, emotional aufgeheizte öffentliche Debatte über Sexualstraftäter ist bei vielen Mitbürgern der Eindruck entstanden, wir seien umgeben von Kindesmördern, »Sexgangstern«, brutalen Vergewaltigern. Die Zahlen sprechen eine andere Sprache. Rufe nach härtesten Strafen, lebenslangem Wegschließen sind erhoben und in eiligen Gesetzesänderungen zum Teil erfüllt; Forderungen nach Entmannung und Todesstrafe liegen in der Luft.

Rache oder Recht? Es ist unumstritten und im Verlauf der Diskussion inzwischen auch allgemein bekanntgewordene Erkenntnis der Kriminologie, daß durch die Androhung von härteren Strafen neue Straftaten nicht verhindert werden. Die tatsächliche Täuschung ist sehr viel tiefer angesiedelt: Sie verkennt oder verleugnet gar, daß es Kriminalität und Verbrechen stets gab und stets geben wird; sie sind immer auch Möglichkeiten des Menschen, zu dem unabdingbar seine hellen und seine dunklen Seiten gehören. Wir denken wenig darüber nach, daß Gewalt in ihren verschiedensten Ausdrucksformen und in all unseren Lebensbereichen allgegenwärtig ist. Es ist zu fragen, warum nicht die etwa 100 von ihren Angehörigen jedes Jahr umgebrachten Kinder zum gleichen Aufschrei führen oder auch die Tausende von Toten und Schwerverletzten durch Alkohol im Straßenverkehr.

Antworten gibt es genug, sie werden nicht gehört.

Sexuelle Gewalt betrifft in der Regel immer Frauen und Kinder, und es war Zeit und dringend notwendig, daß die Opfer sexueller Gewalt in den Blickpunkt geraten; daß ihre Leiden und auch die von Angehörigen benannt werden, daß der Schmerz und die Wut, aber auch die Angst sichtbar gemacht werden. Und es hat mich immer besonders berührt zu sehen, daß der zugefügte Schmerz und die zugefügten Demütigungen und oft auch noch die Scham darüber so stark und so schwer sind, daß nicht einmal angebotene Hilfe wahrgenommen werden kann.

Und dennoch: *Den* Sexualstraftäter gibt es nicht. Wenn wir eine solche Gruppe definieren und geballte Wut, Haß und Rache auf ihr abladen, so ist dies eine weitere Form von Gewalt, über die ebenfalls zu reflektieren ist. Ein Sexualstraftäter »fällt nicht vom Himmel«; seine Lebensgeschichte ist immer auch eingebettet und mitbestimmt von den gesellschaftlichen Bedingungen und spiegelt letztlich auch die Gewalt in der Gesellschaft wider.

Den Sexualstraftäter gibt es deshalb nicht, weil es sich bei den Sexualdelikten nicht immer einfach nur um Triebabfuhr im Sinne einer »Dampfkesseltheorie« handelt, wie die von wissenschaftlichen Erkenntnissen überholte Formulierung »zur Befriedigung des Geschlechtstriebes« nahelegt; es geht vielmehr zuhauf um einen komplizierten und vielschichtigen Bereich schwerer psychischer Störungen und Probleme. Das meint nicht Verzeihen und Entschuldigen, sondern etwas anderes: Aus meiner persönlichen jahrelangen klinischen Erfahrung mit Patienten des Maßregelvollzuges und aus zahllosen Kontakten im Rahmen von Begutachtungen schon jahrelang einsitzender, zu lebenslanger Haft verurteilter Strafgefangener weiß ich, daß auch Sexualstraftäter keine »Bestien« sind. Sie sind Menschen, Mit-Menschen.

Rache oder Recht? In unserem Umgang mit den Tätern steht auch für uns viel auf dem Spiel.

Dr. Vera Schumann
Ärztin für Neurologie und Psychiatrie
(Frühere ärztliche Leiterin des Maßregelvollzuges Lippstadt-Eickelborn)

»Ich befürchte, ich werde es wieder tun ...«

Einleitende Blicke auf ein drängendes Thema

Der Mann ist ganz offenbar krank. Immer wieder kreisen seine sexuellen Phantasien nur um kleine Mädchen und um die Gewalt, die er ihnen antun will. An diesem entscheidenden Tag trinkt er ziemliche Mengen Bier, um sich zu betäuben. Und in seinen Gedanken sind es wieder einmal kleine Mädchen, die ihn sexuell stimulieren, die ihn immer stärker erregen.

Doch heute kommt es durch einen Zufall anders. Heute ist es am frühen Abend der Nachbarsjunge, der gerade vorbeigeht. Neun Jahre ist er alt. Als der Mann den Jungen sieht, da weiß er schon bald: »Ich muß es mit ihm machen.« Er ruft den Jungen zu sich und bittet ihn darum, Zigaretten für ihn zu besorgen. Als der Junge dann mit dem Päckchen zurückkommt, überfällt ihn der Mann. Er würgt den Jungen und tötet ihn. Seine Phantasie wurde brutale Realität. Und er sagt dem Psychiater: »Ich befürchte, ich werde es wieder tun. Ich tue das jeden Tag, jeden Abend in meinem Kopf ...«

Der Psychiater Prof. Dr. Andreas Marneros berichtet von diesem Mann, den er »Anton« nennt. Den Fall von »Anton« beschreibt er in seinem ebenso beeindruckenden wie bedrückenden Buch »Sexualmörder. Eine erklärende Erzählung«.[1]

Fälle wie die von »Anton« und anderen Sexualstraftätern sind Anlaß für medienwirksame Schlagzeilen und öffentliche Empörung. Es sind vor allem jene Fälle, bei denen Kinder quasi von der Straße weg mitgenommen und mißbraucht werden. Ein Alptraum für alle Eltern. Doch diese Fälle sind eher untypisch

[1] Andreas Marneros, Sexualmörder. Eine erklärende Erzählung, Bonn 1997, S. 22.

für die vielen Sexualstraftaten, bei denen Kinder, Frauen und Männer Jahr für Jahr zu Opfern von Sexualstraftätern werden. Opfer von Tätern, die andere Menschen für sich instrumentalisieren, ihnen massiv Gewalt antun.

Oft kaum wahrgenommen von der Öffentlichkeit, sind es nämlich vor allem die Fälle der sexuellen Gewalt gegen Kinder, häufig mit verheerenden Spätfolgen für die Opfer, die sich im Nahbereich durch Verwandte oder Bekannte abspielen. Oft genug jedoch wird über sie auch in den Familien der Mantel des Schweigens gebreitet.

Sexualstraftaten führen – wie wohl kein anderes Delikt – zu erheblichen emotionalen Reaktionen in der Bevölkerung. Als der Privatsender »Pro Sieben« im Mai 1998 vom Meinungsforschungsinstitut Forsa 1.500 Personen befragen ließ, kam es zu den folgenden Ergebnissen:

Zur Zeit wird darüber diskutiert, daß Sexualstraftäter in einer Gen-Datei registriert werden sollten. Halten Sie das

für richtig	89,4 %
für falsch	5,3 %
weiß nicht	5,2 %

Und sollten psychisch gestörte Sexualstraftäter stärker bestraft oder intensiver therapiert werden?

stärker bestraft	44,9 %
intensiver therapiert	30,9 %
beides	19,4 %
weiß nicht	4,8 %

Glauben Sie, daß psychisch gestörte Sexualstraftäter überhaupt therapiefähig sind, also geheilt werden können?

ja	21,7 %
nein	59,9 %
weiß nicht	18,4 %

Sollten auch psychisch gestörte Sexualstraftäter eine Chance bekommen, in das normale Leben zurückzukehren?

ja	38,7 %
nein	45,0 %
weiß nicht	16,3 %

Und würden Sie eine Zwangskastration von psychisch gestörten Sexualstraftätern befürworten?

ja	48,5 %
nein	39,1 %
weiß nicht	12,4 %

Für 393 der Befragten, die selbst Kinder unter 16 Jahren haben, kam noch eine weitere Frage dazu:

Haben Sie Angst, daß Ihr(e) Kind(er) Opfer eines Sexualverbrechens werden könnte(n)?

ja	82,1 %
nein	17,5 %
weiß nicht	4,0 %[2]

Unsicherheit, Sorge und Angst, aber auch Unkenntnis und Unverständnis sind es überwiegend, die aus den Antworten sprechen, die sich in den o.a. Zahlen widerspiegeln.

Und die Ergebnisse zeigen auch, daß das Thema dermaßen komplex ist, daß keine pauschalen Urteile, sondern eigentlich nur begrenzte Einblicke in die verschiedenen Bereiche möglich sind. Sie muß man jedoch wagen, ihnen muß man sich stellen, wenn man sich dem Thema verantwortungsbewußt nähern will. Sehen wir also einmal genauer hin.

1996 wurden bundesweit knapp 50.000 Sexualdelikte bei den Strafverfolgungsbehörden angezeigt. 1997 wurden 16.888 Fälle von »sexuellem Mißbrauch« von Kindern und 6.636 Fälle von Vergewaltigungen registriert.

[2] Quelle: Pro Sieben / Forsa.

Es genügt ein Blick in eine beliebig gewählte Tageszeitung, um ein breites Interesse am Thema Sexualstraftaten festzustellen. Am 24. Januar 1998 beispielsweise brachte die »Westdeutsche Allgemeine Zeitung« (WAZ) auf ihrer Seite »Aus dem Westen« allein sechs Meldungen im Zusammenhang mit Sexualverbrechen und -verbrechern:

- Mißbrauchte Carla noch in Lebensgefahr;
- Mädchen von Kontrolleuren zu Sex genötigt;
- Polizei verhaftet Kinderschänder im Hotelbett;
- Sexualtäter griff im Gerichtssaal nach der Pistole;
- Bund der Bewährungshelfer warnt vor Hysterie –
  Sexualverbrecher oft aus dem Umfeld der Opfer –
  Lange Haft erhöht Rückfallrisiko;
- Alle Hände hoch fürs Ja zur Haard-Klinik –
  Dauerstreit um Forensik.

Die Vielzahl der veröffentlichten Beiträge zu diesem Thema kommt nicht von ungefähr. Das Thema »Sexualstraftäter«, das kann und muß konstatiert werden, ist immens emotionalisiert – und auch emotionalisierend. Die entsetzlichen Funde von Kinderpornos im niederländischen Zandvoort, die tragischen Verbrechen in Belgien um Marc Dutroux und eine Reihe von Mittätern haben ebenso hohe Wellen geschlagen wie umfangreiche und spektakuläre Verfahren wegen sexuellen Mißbrauchs in Deutschland (beispielsweise das große Verfahren in Worms) und Sexualmorde an Kindern wie Natalie, Kim und Christina – um nur wenige der intensiv debattierten Fälle zu nennen.

Dem großen öffentlichen Interesse einerseits steht jedoch andererseits eine individuelle wie kollektive Ratlosigkeit gegenüber. Denn es scheint keine Möglichkeit und auch keine Bereitschaft dafür zu geben, sich sachlich über das komplexe Thema »Sexualstraftäter« zu informieren, im individuellen Bereich ebensowenig wie im gesellschaftlichen Umfeld. Dafür sind die schrecklichen Bilder von Kindern, die getötet wurden oder denen auf andere Art sexuelle Gewalt angetan wurde, zu fest in den Köpfen eingebrannt. Schließlich wird in den Medien vor allem gerade auf jene Verbrechen hingewiesen, bei denen kleine Kinder und Jugendliche – zumeist Mädchen – die Opfer von brutaler männlicher Gewalt sind.

Auch dieses Buch zeigt auf, daß es schreckliche Taten sind, die von Sexualstraftätern begangen werden. Es bleibt dabei aber nicht stehen, sondern stellt sie in einen gesellschaftlichen, sozialen, politischen, psychologischen und rechtlichen Zusammenhang. Das ist die notwendige Voraussetzung für eine Versachlichung der Diskussion über dieses Thema und vor allem für einen angemessenen Umgang mit den Tätern.

Ein paar Zahlen zeigen bereits ein völlig anderes Bild, als es sich in den Köpfen vieler Menschen als Realität darzustellen scheint. Und sie zeigen, daß Vorstellung und Wirklichkeit weit auseinandergedriftet sind: Das öffentliche Interesse an Sexualstraftaten ist millionenfach größer als die Zahl der Delikte.

Das Bundeskriminalamt weist in der Polizeilichen Kriminalstatistik für das Jahr 1997 die folgenden Zahlen aus:

Bekanntgewordene Straftaten insgesamt	6.585.165
(Bevölkerung: knapp 82 Millionen Einwohner)	
Straftaten gegen die sexuelle Selbstbestimmung	53.135

Das macht einen Anteil dieser Sexualdelikte (insgesamt!) von

0,81 %[3]

an der Gesamtkriminalität aus. (Da ist sicher jeder einzelne Fall zu viel. Aber die Zahl macht deutlich, wo die quantitativen Ausmaße liegen.)

Innerhalb der im Strafgesetzbuch als »Straftaten gegen die sexuelle Selbstbestimmung« definierten Taten teilen sich die hier ausgewählten Delikte für das Jahr 1997 dann noch einmal auf:

[3] Polizeiliche Kriminalstatistik 1997, Bundeskriminalamt Wiesbaden.

	Fälle insgesamt	Prozentualer Anteil an allen bekanntgewordenen Fällen
Sexueller Mißbrauch von Kindern	16.888	0,3 %
Vergewaltigung	6.636	0,1 %
sexuelle Nötigung	5.343	0,1 %
Exhibitionistische Handlungen/ Erregung öffentlichen Ärgernisses	10.352	0,2 %

Setzt man die Fälle insgesamt in Relation zu jeweils 100.000 Einwohnern, ergibt sich für das Gebiet der Bundesrepublik Deutschland für den Zeitraum der letzten fünf Jahre von 1993 bis 1997 folgendes Bild:

	Fälle	Häufigkeit auf 100.000 Einwohner
Sexueller Mißbrauch von Kindern		
1993	15.430	19,1
1994	15.096	18,6
1995	16.014	19,6
1996	15.674	19,2
1997	16.888	21,0
Vergewaltigung		
1993	6.376	7,9
1994	6.095	7,5
1995	6.175	7,6
1996	6.228	7,6
1997	6.636	8,1

Im Vergleich zu den Sexualstraftaten gab es – um die Relationen zu anderen Straftaten deutlich zu machen – im Rahmen der Gesamtkriminalität im Jahr 1997 beispielsweise

3.537.610 Diebstahlsdelikte

3.288 Fälle von versuchtem oder vollendetem Mord/Totschlag

Interessant ist auch noch einmal der Blick der Polizeilichen Kriminalstatistik für 1997 auf die Verteilung in den verschiedenen Bundesländern, der nach den erfaßten Delikten für das Jahr 1997 die Häufigkeit der Fälle auf 100.000 Einwohner zeigt. Da sie emotional am stärksten »besetzt« sind, habe ich nachfolgend erneut die Delikte »Sexueller Mißbrauch von Kindern« sowie »Vergewaltigung« herausgegriffen:

1997

Sexueller Mißbrauch von Kindern

	Fälle	Häufigkeit pro Bundesland pro 100.000 Einwohner
Baden-Württemberg	1.869	18,0
Bayern	2.151	17,9
Berlin	1.049	30,3
Brandenburg	554	21,7
Bremen	184	27,1
Hamburg	340	19,9
Hessen	797	13,2
Mecklenburg-Vorpommern	397	21,8
Niedersachsen	1.520	19,4
Nordrhein-Westfalen	4.064	22,6
Rheinland-Pfalz	1.036	25,9
Saarland	202	18,6
Sachsen	1.116	24,6
Sachsen-Anhalt	582	21,4
Schleswig-Holstein	595	21,7
Thüringen	432	17,3

	1997 **Vergewaltigung** Fälle	Häufigkeit pro Bundesland pro 100.000 Einwohner
Baden-Württemberg	675	6,5
Bayern	889	7,4
Berlin	553	16,0
Brandenburg	189	7,4
Bremen	152	22,4
Hamburg	296	17,3
Hessen	463	7,7
Mecklenburg-Vorpommern	119	6,5
Niedersachsen	570	7,3
Nordrhein-Westfalen	1.498	8,3
Rheinland-Pfalz	317	7,9
Saarland	73	6,7
Sachsen	274	6,0
Sachsen-Anhalt	205	7,5
Schleswig-Holstein	224	8,2
Thüringen	139	5,6

Während die statistisch erfaßten Fälle von sexuellem Mißbrauch von Kindern und von Vergewaltigung im Zeitraum zwischen 1993 und 1997 in etwa konstant geblieben sind, haben sich – wie eine Langzeitstudie zeigt – die Fälle von sexuellem Mißbrauch von Kindern seit 1955 sogar erheblich verringert:

1955 kamen auf 100.000 Einwohner 31,9 Fälle

1995 kamen auf 100.000 Einwohner 19,6 Fälle.[4]

Die vielen Fälle von »Kindesmißbrauch« in den frühen 50er

[4] Stefan Wette, Zahl der Kindermorde nimmt ab. Experten warnen vor Hysterie – Bessere Therapiemöglichkeiten für Sexualstraftäter schaffen. Tagungsbericht vom Symposium des Instituts für Konfliktforschung, Westdeutsche Allgemeine Zeitung vom 30. März 1998.

Jahren sind mit dem »Phänomen der zurückgekehrten Onkel«, der »Kriegsheimkehrer«, begründet worden. Da das Thema jedoch sehr tabuisiert war, geht man von einer weit höheren Dunkelziffer aus.

Für das Jahr 1964 werden andere Gründe dafür gesehen, daß es mit annähernd 19.000 Fällen zu der größten Anzahl von bekanntgewordenen Fällen der Nachkriegszeit kam. Denn vor der Reduzierung der Geburtenrate durch den »Pillenknick« gab es mehr Kinder – und damit auch mehr potentielle Opfer.

Der Rückgang der bekanntgewordenen Fälle ab Mitte der 70er Jahre ist auf das liberalere Verhältnis zur Sexualität zurückgeführt worden und auch darauf, daß die Kinder besser aufgeklärt waren. »Je aufgeklärter die Kinder sind, desto geringer ist das Risiko.«

In den 90er Jahren kommt ein neuer Faktor hinzu, der uns aber eher erschrecken läßt: »Der Rückgang des sexuellen Kindesmißbrauchs kann zum Beispiel auch daran liegen, daß heute mehr Täter nach Thailand fahren«, sagt Peter Wetzels vom Kriminologischen Forschungsinstitut Niedersachsen (KFN).[5]

Dem Rückgang der Mißbrauchsdelikte entspricht auch der der Sexualmorde:

Sexualmorde (insgesamt)

Jahr	Anzahl	davon Versuche
1980	61	22
1981	81	28
1982	64	27
1983	58	23
1984	80	25
1985	61	21
1986	55	16
1987	41	12

[5] Anne Riedel, Die Angst der »Onkel« vor der Entdeckung wächst. Warum Kindesmißbrauch immer seltener angezeigt wird, in: Frankfurter Rundschau vom 7. August 1998.

1988	58	19
1989	52	19
1990	39	16
1991 (mit neuen Bundesl.)	49	14
1992	47	14
1993	41	9
1994	35	10
1995	24	11
1996	34	13
1997	18	keine Angaben[6]

Noch deutlicher wird der Rückgang von Sexualmorden seit den 80er Jahren, wenn man sich in der Polizeilichen Kriminalstatistik[7] die Zahlen von Sexualmorden an Kindern unter 14 Jahren ansieht:

Sexualmorde an Kindern unter 14 Jahren (vollendet)	
1971	9
1972	10
1973	11
1974	9
1975	7
1976	10
1977	6
1978	5
1979	13
1980	6
1981	8
1982	5
1983	keine Opferzählung (! W.K.)
1984	7
1985	3
1986	2

[6] Auskunft des Bundeskriminalamtes Wiesbaden vom 30. Juli 1998 anhand der Polizeilichen Kriminalstatistik.

[7] Auskunft des Bundeskriminalamtes vom 30. Juli 1998.

1987	5
1988	5
1989	7
1990	3
1991	4
1992	7
1993	3
1994	6
1995	1
1996	4
1997	3

Dem Rückgang dieser Delikte steht allerdings ein anderes Delikt von Kindestötungen gegenüber, das aufhorchen läßt oder zumindest aufhorchen lassen müßte:

> Seit den 70er Jahren werden bis heute jährlich zwischen 80 und 105 Kinder in Konfliktsituationen von ihren Eltern umgebracht.[8]

Die Medienberichterstattung über diese Fälle ist jedoch wesentlich geringer und zurückhaltender; sie kommen daher weit weniger in den Blick einer breiten Öffentlichkeit.

So wichtig der Blick auf die erfaßten Zahlen auch ist, so darf ihr Erkenntniswert nicht überschätzt werden, denn es geht hier ja nicht um »Zahlenmystik«:

»Zahlen sind Symbole«, sagt der Kriminologe Mergen zu Recht. »Wo sie als Vehikel für konkrete Informationen benutzt werden, verstellen sie der Wahrheit den Weg. Soll eine Aussage über die Quantität, den Umfang, die Häufigkeit eines Phänomens gemacht werden, muß verläßlich gewußt sein, was man zählt und ob das Phänomen in allen seinen Teilen erfaßt ist ...«[9] Dabei gibt es zahlreiche Schwierigkeiten. Werden doch trotz

[8] Auskunft von Prof. Dr. Christian Pfeiffer, Kriminologisches Forschungsinstitut Niedersachsen, Hannover, vom 31. Juli 1998.

[9] Armand Mergen, Die Kriminologie, 3. Aufl., München 1995, S. 279.

einheitlich vorliegender Richtlinien des Bundeskriminalamtes die polizeilichen Kriminalstatistiken der Bundesländer nach unterschiedlichen Kriterien erstellt. So kann natürlich auch ein falscher oder zumindest fehlerhafter Eindruck entstehen und Verzerrungen müssen daher – wohl oder übel – hingenommen werden.

Die o.a. Zahlen ergeben allerdings schon einen gewissen Anhaltspunkt, eine gewisse Annäherung für eine exaktere und damit emotionsfreiere Betrachtung des Themas.

Werden die vergleichsweise niedrigen Zahlen ignoriert und statt dessen emotionaler Sturm aufgewirbelt, der die tatsächlichen Verhältnisse verkennt, dann kommt es oft zu einem Blick auf den Gesamtzusammenhang, der mitunter ebenso merk- wie fragwürdige Folgen hat:

Bürgerinitiativen gründen sich und erreichen durch mehr oder weniger sachliche, aber zahlreiche und öffentlich transportierte Proteste, daß beispielsweise notwendige Therapieeinrichtungen in ihrer Umgebung nicht errichtet werden können.

Und diese Bürgerinitiativen schaffen zusammen mit Politikern ein gesellschaftliches Klima, das die gesetzlichen Bestimmungen gegen Sexualstraftäter verschärft. Der Gesetzgeber reagiert dann auch entsprechend voreilig, wie gerade noch im November 1997. Er verschärft angedrohte strafrechtliche Sanktionen vor allem für jene sexuellen Straftaten, die besonders negative Reaktionen in der Gesellschaft hervorrufen. Er schafft damit jedoch noch keine neue Sicherheit der Bevölkerung, sondern er begnügt sich mit fragwürdigen Verheißungen, die er gar nicht erfüllen kann. Weder für die Straftäter noch für die Gesellschaft ...

Die negativen Folgen von solch unerfüllten Versprechungen, das stellt sich immer wieder als Problem dar, sind unübersehbar. Überschäumende Reaktionen von Menschen auf die Delikte von Sexualstraftätern scheinen manchen Mitbürgern durchaus nachvollziehbar und wünschenswert zu sein: »Wenn ich den in die Finger kriegte, ich würde ...« – »Wer so was macht, der muß aber doch ...« und so fort. Selbst- und Lynchjustiz stehen bei vielen an erster Stelle als Reaktion auf Sexualdelikte. Und auch die Forderung nach der »Todesstrafe« oder auch nur lediglich ihre neu ins Spiel gebrachte Androhung läßt aufmerken. Und: Wenn das nicht geht, so meinen viele, sei ein bis zum Tod dauerndes »Lebenslänglich« die Mindeststrafe für solche Delikte. Doch weder die eine noch die andere Forderung darf sich in einem Rechtsstaat wie der Bundesrepublik Deutschland durchsetzen. Zumal die Problematik von Sexualstraftaten und Sexualstraftätern nicht auf der Ebene eines eventuellen Strafmaßes zu lösen ist. Hier sind andere Strategien gefordert.

Die Gefahr von überschießenden emotionalen Reaktionen ist vor allem deshalb groß, weil meist Kinder bei den spektakulären Fällen zu Opfern werden. Bis in die Unterhaltungsmusik hinein wird – wie jetzt durch die Gruppe »PUR« um Hartmut Engler – das Problem der Sexualstraftaten thematisiert. So heißt es in einer Pressenotiz: Der Song »›Kinder sind tabu‹ etwa ist ein leidenschaftliches Plädoyer gegen sexuelle Gewalt gegen Kinder, Kinderpornographie und den Kinderhandel im Internet. Keine leichte Kost, und gerade deshalb ist es umso wichtiger, dieses Tabu zu thematisieren, darauf in breiter Öffentlichkeit hinzuweisen, die Menschen für diese Ungeheuerlichkeiten zu sensibilisieren. Mit den Einnahmen dieses Liedes werden Organisationen unterstützt, die sich um die Belange sexuell mißbrauchter Kinder kümmern ...«[10]

Kinder sind – in der Tat – in besonderer Weise dem Schutz der Erwachsenen unterstellt. Das ist gut und richtig so. Wer sich an Kindern vergreift, muß wissen, daß er damit in besonderer Weise den Zorn, die Wut und Trauer der Eltern, aber auch der Gesellschaft insgesamt auf sich zieht.

Nicht nur gefragt, sondern ausdrücklich gefordert ist die sachliche Auseinandersetzung mit den Taten einerseits wie mit den Tätern andererseits. Nur diese Auseinandersetzung, die sicher oft heftig – aber nur im Interesse des Wohles von Kindern

[10] Aus einer Information der Plattenfirma Intercord Tonträger zu dem 1998 erschienenen Album »Mächtig viel Theater« von PUR.

und anderen Opfern – geführt werden darf(!), kann für die Zukunft zu einem verantwortungsbewußten Umgang mit Sexualstraftätern führen, der einem Rechtsstaat angemessen ist. Dazu gehören zum Beispiel sachliche Informationen darüber, wie Sexualdelikte im Rahmen der Gesamtkriminalität eingeordnet werden müssen.

Dabei gilt es allerdings auch noch etwas anderes zu berücksichtigen. Das Strafgesetzbuch (StGB) ist von der Grundkonzeption her kein *Tat*-Strafrecht, sondern ein *Schuld*-Strafrecht und damit kein *Opfer*-, sondern ein *Täter*-Strafrecht. Sehr deutlich heißt es dazu in Paragraph 46 des Strafgesetzbuches zu den »Grundsätzen der Strafzumessung«: »(1) Die Schuld des Täters ist Grundlage für die Zumessung der Strafe ...«

Doch es gibt auch Täter, die keine oder nur eine verminderte Schuld an den von ihnen verübten Taten haben. Darauf reagierte der Gesetzgeber im Strafgesetzbuch ebenfalls:

Paragraph 20: Schuldunfähigkeit wegen seelischer Störungen

»Ohne Schuld handelt, wer bei der Begehung der Tat wegen einer krankhaften seelischen Störung, wegen einer tiefgreifenden Bewußtseinsstörung oder wegen Schwachsinns oder einer schweren anderen seelischen Abartigkeit unfähig ist, das Unrecht der Tat einzusehen oder nach dieser Einsicht zu handeln.«

Paragraph 21: Verminderte Schuldfähigkeit

»Ist die Fähigkeit des Täters, das Unrecht der Tat einzusehen oder nach dieser Einsicht zu handeln, aus einem der in Paragraph 20 bezeichneten Gründe bei Begehung der Tat erheblich vermindert, so kann die Strafe nach Paragraph 39 Abs. 1 gemildert werden.«

Das Strafrecht lenkt selbst den Blick auf eine Täter- und nicht auf eine Tatsicht. Dies stört viele, denen die Opfer im Strafgesetzbuch ebenso zu kurz kommen wie in der Strafprozeßordnung. Aber in Paragraph 46a spricht das StGB andererseits auch den Täter-Opfer-Ausgleich an, hebt auf diese Weise auch das Opfer mit ins Bewußtsein. Letztlich jedoch, und das darf nie vergessen werden, geht es um Menschen – seien sie nun Opfer oder Täter.

I. Wer ist Sexualstraftäter?

Gibt es »den« Sexualstraftäter? (Un)möglicher Versuch eines Täterprofils

Auf den ersten Blick scheint alles klar zu sein: Wer ein »Sexualdelikt« begeht, der ist ein »Sexualtäter«. Doch dies ist nur bedingt richtig. Schon der schlichte Handtaschenraub kann sexuell motiviert sein, um der bestohlenen Frau deutlich zu machen, daß man Macht über sie haben kann. In der Kriminalstatistik wäre dies allerdings ein Straßenraub. Auch der Brandstifter, der beim Feuer sexuell erregt wird, ist nach außen hin nur ein Brandstifter...

In seiner »Kriminologie« spannt der Strafrechtler Hans Joachim Schneider nachvollziehbar den Bogen von den Sexualtaten zu den -tätern: »Die Sexualkriminalität umfaßt ein außerordentlich breites Spektrum von Verhaltensweisen. Sexuelle Bedürfnisse des Täters liegen nur einem Teil der Sexualdelikte zugrunde. Sexualkriminalität kann daher nicht als sexuell motivierte Kriminalität gekennzeichnet werden. Denn bei vielen Vergewaltigungen spielen aggressive Bedürfnisse der Täter nach Kontrolle und Verletzung der Opfer eine wesentliche Rolle. Soweit sexuelle Motive bei der Tat mitwirken, sind sie nicht durch einen körperlichen Geschlechtstrieb bestimmt. Welche sexuellen Bedürfnisse ein Mensch hat, ob und wie er sie auslebt, wird ganz entscheidend im Sozialisationsprozeß entwickelt.«[11]

Schon die ersten Versuche, eine allgemeine Tätertypologie aufzustellen, bringen große Schwierigkeiten mit sich. »Den« Sexualstraftäter gibt es nicht und damit gibt es auch kein »klassisches Täterprofil« für diese Tätergruppe. So macht auch Prof. Andreas Marneros deutlich, daß »ein ›Täterprofil‹ absolut

[11] Hans-Joachim Schneider, Kriminologie, Berlin / New York 1987, S. 246.

unmöglich ist. Es gibt höchstens Kategorien von Sexualstraftätern, etwa Sexualstraftäter wegen ihrer Perversion, Persönlichkeitsstörung, intellektueller Minderbegabung usw., aber nicht (...), daß es eine Schablone gibt, in die man Täter einpressen kann. Den ›Sexualmörder‹ gibt es hier nicht, es gibt viele Sexualmörder, die aus den verschiedensten Motiven getötet oder sexuelle Delikte begangen haben.«[12] Es scheint daher Vorsicht geboten, zu enge Kriterien für die Beurteilung von Sexualstraftätern anzuwenden. Der Kriminologe Armand Mergen schreibt ebenso ausdrücklich: »Es ist kriminologisch wenig ertragreich, normative Typen aufzustellen, von ›Hangtätern‹ oder ›Gewohnheits-‹ und ›Zustandsverbrechern‹ zu sprechen, wenn man sie an gesetzten Normen zu messen beabsichtigt. Jede Typologie ist statisch. Der Verbrecher ist aber nicht ein starrer ›Typ‹, sondern er ist durch einen komplizierten Prozeß hindurch geworden und bleibt wandlungsfähig.«[13]

Auf die Problematik, die sich jedoch insgesamt bei solchen Zuschreibungen ergibt, weist Mergen eindringlich hin:

»Es ist die Tragik des in der Triebsphäre falsch angelegten Menschen, daß er gründlich verkannt wird, weil er von seinen ›normalen‹ Mitmenschen nicht mit dem Verstand, sondern mit den erregten Affekten be- und verurteilt wird. Das ist menschlich und nachfühlbar. Und deshalb tragisch.

– Die Taten des Sexualverbrechers sind gräßlich.
– Sie entspringen einem auf falschen Gleisen vorwärtsstürmenden Trieb.
– Im Strudel der um die Sexualität wirbelnden Triebe ist zwar alles möglich, jedoch nicht auch verständlich oder gar einfühlbar.
– Sexualverbrecher sind unheimlich.
– Sexualverbrecher geben ihr Geheimnis nicht preis, weil sie es nicht kennen.«[14]

12 Brief von Prof. Dr. Andreas Marneros an W. K. vom 23. Juli 1998.

13 Armand Mergen, Die Kriminologie, S. 163.

14 ebenda, S. 226; Hervorhebungen durch Spiegelstriche von mir. W.K.

Deutlicher als es Mergen beschreibt, ist die Problematik eines Täterprofils von Sexualstraftätern also wohl kaum zu benennen. Der Versuch, solche »Profile« zu finden, hat sicher ein nachvollziehbares Motiv: Man will doch verstehen, wie Menschen dazu kommen, Dinge zu tun, die man für unbegreiflich hält. »Die Persönlichkeitsstörung bei solchen Tätern liegt darin, daß sie im Alltag angepaßt sind, aber im Inneren, in ihrer tiefen Seele, Macht ausüben wollen, die sie im Alltag nicht erreichen können. Sie sind meist unauffällig, entwickeln aber Gewaltphantasien«, versucht Prof. Bernhard Mitterauer vom Salzburger Institut für Forensische Psychiatrie die Problematik dieser Menschen zu verdeutlichen.[15]

Drei Motivgruppen, die bei Straftätern zu Sexualdelikten führen, hat die Psychotherapeutin Heidi Möller als vorherrschend in ihrer therapeutischen Arbeit mit Sexualstraftätern herausgearbeitet.[16]

Machtbegierde

Hier geht es den Tätern darum, die eigenen Gefühle von Unzulänglichkeit zu kompensieren, indem sie nach außen hin Dominanz, Kontrolle, Autorität und Potenz demonstrieren. Diese können nur dadurch gesichert werden, daß das Opfer unterworfen wird.

Haß

Wenn das Motiv Haß ist, gehen die Täter mit enormer Brutalität vor. Sie benutzen Sexualität, um Frauen zu demütigen und ihnen Verletzungen in großem Ausmaß zuzufügen. Handeln sie einerseits aus großer Wut, erleben sie andererseits Sexualität selbst als etwas Schmutziges. Sexuelle Befriedigung können sie bei ihrer Tat nicht finden.

[15] Ronald Escher, Sexualtäter: Gier nach Macht, in: Salzburger Nachrichten vom 6. Dezember 1997.

[16] Heidi Möller, Psychotherapie mit Sexualstraftätern – macht das Sinn? Ein Fallbeispiel aus der psychotherapeutischen Praxis, in: sozialmagazin 20(1995), Heft 4, S. 45ff.

Sadismus
Sexualität und Aggressivität werden hier zu einem einzigen Gefühl. Im Akt der Mißhandlung werden Wut und Macht erotisiert. Vergnügen bereitet dabei dem Täter, daß es sein Opfer demütigt, ihm Schmerzen zufügt. Dies erregt den Täter sexuell. Das kann soweit gehen, daß sich der Täter allmächtig fühlt – am Ende kann der Lustmord stehen.

Für die Psychotherapeutin steht fest, daß es bei all diesen Formen eigentlich nicht um Sexualität, sondern um Macht geht.

Gibt es aber dennoch eine Gemeinsamkeit, auch wenn sich Täter und Taten jeweils verschieden darstellen? So unterschiedlich die individuellen Störungen sind, scheint allen Sexualstraftätern aber eines gemeinsam zu sein: ein Mangel an Empathie. Also jene Fähigkeit oder Bereitschaft, sich in die Situation ihres jeweiligen Opfers einfühlen zu können.

Obwohl es kein eindeutiges Täterprofil mit klaren Konturen gibt, zeichnen in letzter Zeit vor allem die Medien das Bild eines Monsters. Doch der nette Nachbar von nebenan, der immer so freundlich grüßt, kann ebenso zu diesem Kreis von Straftätern gehören wie viele andere, denen ihre potentielle Fähigkeit, Straftäter werden zu können, nicht auf der Stirn geschrieben steht. Auch Sexualstraftätern kann man – eine Binsenweisheit – nur vor die Stirn sehen ...

Sexualstraftäter sind Menschen, die aus sehr verschiedenen Motiven, Hintergründen, Situationen heraus zu Tätern geworden sind. Die nachfolgenden Beschreibungen machen dies deutlich. In meinen Beobachtungen am Essener Landgericht habe ich immer wieder festgestellt, wie verschiedenartig die Fälle liegen, obwohl es »eigentlich« konkret um dieses oder jenes Delikt im Rahmen der Sexualstraftaten geht, das in seiner gesetzlichen Sanktion festgeschrieben ist. Doch dem eher starren Corpus des Gesetzestextes entzieht sich die Psychodynamik eines Sexualstraftäters weitestgehend.

Um die Frage beantworten zu können, wer Sexualstraftäter

ist, braucht es einen anderen Blickwinkel. Nämlich jenen, welche Gefahren von einem Sexualstraftäter ausgehen. Denn diese Sicht auf den Täter und sein Opfer macht dann auch deutlich, welchen Stellenwert Sexualstraftäter in der Gesellschaft zugeordnet bekommen – und welche Neuorientierungen es hier möglicherweise geben müßte.[17]

[17] Durch die Vorwürfe von sexuellen Übergriffen gegen den Wiener Erzbischof Groer und andere Kleriker sind noch einmal ganz andere Bereiche von sexuellen Übergriffen in den Blick gekommen. Sie bedürften jedoch einer Klärung in anderen Zusammenhängen, da es dort noch um ganz andere Schwierigkeiten geht. Hier nur zwei weiterführende Literaturhinweise: Stephen J. Rossetti/Wunibald Müller (Hg.), Sexueller Mißbrauch Minderjähriger in der Kirche. Psychologische, seelsorgliche und institutionelle Aspekte, Mainz 1996; Elinor Burkett/Frank Bruni, Das Buch der Schande. Kinder und sexueller Mißbrauch in der katholischen Kirche, München 1997.

II. Welche Gefahren gehen von Sexualstraftätern aus?

Eine Sicht auf die Täter und ihre Opfer

Sexuelle Gewalt hat viele Facetten und Erscheinungsformen. Von einer als harmlos gemeinten Berührung bis zu schwersten Übergriffen, die mit dem Tod enden, kann sie vieles beinhalten. Die Folgen für die Opfer können jedoch in all diesen Fällen sehr übel und außerordentlich langwierig sein. Darüber ist in den letzten 20 Jahren oft geschrieben worden, zahlreiche Untersuchungen belegen dies in erschreckender Weise.[18] Allzuoft wird leider noch immer übersehen, daß zahlreiche dieser Folgen ihre Ursachen in der sexuellen Gewalt haben, die diese Kinder erleben mußten.

Im nachfolgenden Teil wird exemplarisch aufgezeigt, wie Sexualstraftäter vorgehen und welche negativen und nachhaltigen Wirkungen dies auf ihre Opfer hat. Die Fallbeispiele zeigen auch, welche Beziehungsgeflechte bei diesen Straftaten oft eine Rolle spielen. Verwandtschaftliche Beziehungen zum Vater oder Stiefvater gehören dabei ebenso dazu wie freundschaftliche Beziehungen im Bekanntenkreis, die nie daran denken lassen würden, daß es zu einem sexuellen Übergriff kommen könnte. Die Realität jedoch – auch das muß leider gesehen werden – sieht anders aus. Gerade im familiären Nahbereich, das zeigen

[18] Genannt werden als langfristige Folgen von sexueller Gewalt gegen Kinder unter anderem: Ablehnung des eigenen Körpers, Alkohol- und Drogenmißbrauch, Angstzustände, Depression, emotionaler Rückzug und soziale Isolation, Eßstörungen, Schlafstörungen, Sexualisierung von Beziehungen, Störungen der Sexualität etc. (Siehe dazu Informationsbroschüre »Sexueller Mißbrauch an Kindern und Jugendlichen« der Senatsverwaltung für Schule, Jugend und Sport, Berlin 1997, die von Elisabeth Bingel u.a. herausgegeben wurde.)

zahlreiche Untersuchungen, gibt es sexuelle Übergriffe, die oft jahrelang unentdeckt bleiben.[19]

Sexuelle Gewalt durch Familienangehörige

(Dieser Fall und die weiteren kursiv gesetzten Fallbeispiele wurden von mir für die »Ruhr Nachrichten« am Essener Landgericht notiert; die Namen der Betroffenen sind geändert.)

»Ich bin deine Tochter und nicht deine Frau!« Mit diesen Worten versuchte sich Andrea D. gegen die sexuellen Attacken ihres Vaters zu wehren. Und das war mehr als schwer für sie. Ihre leibliche Mutter starb früh, und mit der neuen Frau des Vaters kam Andrea nicht zurecht. Arthur D., der Vater, kommt aus einer sehr traditionell geprägten Familie. »Ein Kind soll sich mindestens wie ein Erwachsener benehmen«, sagt er vor Gericht und versucht, sich zu entlasten. Dabei macht er der Tochter immer wieder schwere Vorwürfe, hält sie für egoistisch. »Wenn die wählen könnte zwischen der Mutter und einer Frikadelle, sie nähme die Frikadelle«, behauptet er. Erpreßt, so wirft das Mädchen dem Vater vor, habe er sie psychologisch dann auch noch damit, daß sie sich ja mit ihm sexuell eingelassen hätte.

»Ich mußte das tun, was seine Frau nicht tut«, versucht die junge Frau gegenüber dem behutsam nachfragenden Richter die Situation zu verdeutlichen. Der Vater habe zu ihr immer gesagt: »Mach

[19] Hier noch eine sprachliche Anmerkung: Mit Blick auf sexuelle Gewalt gegen Kinder ist oft vom »sexuellen Mißbrauch« die Rede. Ein Begriff, der sich im Sprachgebrauch so eingeschlichen hat, aber eigentlich etwas Falsches meint. Denn ein »sexueller Mißbrauch« setzt ja voraus, daß es auch einen »sexuellen Gebrauch« von Kindern geben dürfe. Richtig wäre deshalb, von »sexueller Gewalt« gegen Kinder, Frauen und Männer zu sprechen und zu schreiben. Dies würde ihre Persönlichkeit und Person wieder stärker herausstellen.

Nachfolgend wird daher die Formulierung »sexueller Mißbrauch« von mir nur noch dort verwendet, wo es sich um juristische Bezeichnungen des Strafgesetzbuches oder Zitate aus dem Bereich der verschiedensten Einrichtungen zur Hilfe von Opfern sexueller Gewalt handelt.

das und dann sind wir fertig.« So habe sie diese Dinge geschehen lassen, sogar einmal dem Vater aus einer Zeitschrift vorgelesen, als er sich sexuell an ihr zu schaffen machte.

Beim Jugendamt, bei der Polizei, während einer richterlichen Vernehmung und auch in der Hauptverhandlung vor Gericht wiederholte die junge Frau die Vorwürfe gegen ihren Vater. Überschießende Belastungstendenz gab es von ihr nicht. »Ich will nur für mich wissen, das war so. Ich habe mir das nicht eingebildet, ich habe nicht gelogen«, sagt sie dann auch den Richtern. Gewißheit will sie haben. Das Gericht glaubt ihr.

»Der Vater«, so sagt der Vorsitzende Richter in seiner mündlichen Urteilsbegründung zu Arthur D., »muß sich sagen lassen, daß er mitgewirkt hat an der Zerstörung eines Menschen«.

Sexuelle Gewalt durch homosexuell orientierte Pädophile

Bereits seit den späten 60er Jahren ist der etwas schlicht strukturierte Dieter W. mit sexuellen Vorlieben für kleine Jungen auffällig geworden. Im Alter von inzwischen 53 Jahren muß er sich erneut vor Gericht verantworten, weil er an zwei zehnjährigen Jungen sexuelle Manipulationen vorgenommen und sie nackt fotografiert habe. In zahlreichen Briefen an die Staatsanwaltschaft bestreitet der Mann die Vorwürfe gegen ihn. »Das stimmt nicht«, sagt er auch vor Gericht zu den Anschuldigungen der Kinder. Als ihm später jedoch in der Verhandlung vorgehalten wird, wie schlimm es für die Kinder sei, sich erneut über das Geschehen äußern zu müssen, wird der Mann kleinlaut. »Das ist durchaus möglich«, bestätigt er die Aussagen der Jungen kopfnickend, die ihm vom Richter mehrfach eindringlich vorgehalten werden. Sechs- bis siebenmal, so räumt der Mann ein, sei es zu den angeklagten sexuellen Handlungen an den Jungen gekommen.

1968 war der Mann zum ersten Mal aufgefallen, als er über einen Jungen eine Frau mit zwei Söhnen kennenlernte. Die Beziehung zerbrach jedoch und Dieter W. ist der Meinung, daß die Frau ihn reinlegen wollte. Die hatte nämlich angezeigt, daß W. mit ihrem Sohn sexuelle Kontakte gehabt hätte. Auch bei zwei weiteren Verurteilungen waren sexuelle Kontakte zu zehn- bis fünfzehnjährigen Jungen der Anlaß.

Für den Richter ist der Mann jener »einsame Wolf«, der sich nie zu seinen homophilen Neigungen und den daraus resultierenden sexuellen Übergriffen gegenüber Kindern bekannt hat. Die Sachverständige, die Dieter W. begutachtete, stellt dann auch fest, daß dem Mann jede Bindungsfähigkeit fehle. W. hatte ihr auch anvertraut, daß er einen »Selbsthaß« spüre und sich »wie in einem langen, dunklen Tunnel fühle«. Aber auch einen regelrechten »Haß auf Frauen« hat der Mann entwickelt, nachdem eine seiner Bekannten ihn wegen einem anderen Mann sitzengelassen hatte.

Von dem Gericht war einerseits strafmildernd gewertet worden, daß die sexuellen Manipulationen noch am »unteren Rand« möglicher Übergriffe angesiedelt waren. Zum vergleichsweise milden Urteil von zwei Jahren und zwei Monaten Freiheitsstrafe war das Gericht allerdings auch noch aus einem anderen Grund gekommen. Sah es doch, daß die betroffenen Jungen selbst eher aus einem »randständigen Milieu« kamen. So hatten die Mütter es nicht einmal für notwendig gehalten, die Kinder aus dem Gerichtssaal zu bringen als von früheren Verurteilungen wegen sexueller Übergriffe die Rede war.

Dies sind nur zwei von sehr vielen Beispielen dafür, wie Sexualtäter – vor allem Männer – Mädchen wie Jungen für die eigenen sexuellen Bedürfnisse ausbeuten.

Sexuelle Gewalt gegen Kinder wird definiert »als die Inanspruchnahme von abhängigen, entwicklungsmäßig unreifen Kindern und Adoleszenten für sexuelle Handlungen, die sie nicht gänzlich verstehen, in die einzuwilligen sie in dem Sinne außerstande sind, daß sie nicht die Fähigkeit haben, Umfang und Bedeutung der Einwilligung zu erkennen, oder die sozialen Tabus von Familienrollen verletzen. Sie schließt Pädophilie (Vorliebe eines Erwachsenen für sexuelle Beziehungen zu Kindern oder die Neigung eines Erwachsenen dazu), Notzucht und Inzest ein.«[20] Sexuelle Gewalt gegen Kinder hat verheerende Folgen für die betroffenen Mädchen und Jungen. Sehr deutlich machte dies der Spot des Fernsehsenders »Vox«, der vor einiger Zeit ausgestrahlt wurde:

> »Er sagt, er liebt sie.
> Sie vertraut ihm.
> Er schläft oft mit ihr.
> Sie schläft kaum noch.
> Er ist 39.
> Sie ist 5.«

Sexuelle Gewalt gegen Kinder und Jugendliche ist eine Straftat mit besonderem Gewicht. Sind die Opfer doch Kinder, die eigentlich unter dem besonderen Schutz der Erwachsenen stehen und gerade nicht deren Beliebigkeit und Willkür ausgesetzt sein sollten. Beispielsweise geht die »Kinderrechtskonvention« der Vereinten Nationen von 1989, die am 5. April 1992 in der Bundesrepublik Deutschland in Kraft getreten ist, in zwei Artikeln ausführlich auf den Schutz von Kindern ein.

Artikel 19 dieses Textes fordert zum Beispiel von den jeweiligen Regierungen verpflichtend Maßnahmen, »um das Kind vor jeder Form körperlicher oder geistiger Gewaltanwendung, Schadenszufügung oder Mißhandlung, vor Verwahrlosung oder Vernachlässigung, vor schlechter Behandlung oder Ausbeutung einschließlich des sexuellen Mißbrauchs zu schützen, solange

[20] R.S. Kempe/C.H. Kempe, Kindesmißhandlung, zitiert in: Elisabeth Bingel u.a., (Hg.) Sexueller Mißbrauch ..., S. 5.
Eindrucksvolle Beiträge zum Problem »Gewalt gegen Kinder« enthält der gleichnamige Band aus der Schriftenreihe des »Instituts für Konfliktforschung«, Köln, Heft 15: Angelika Holderberg, Auswirkungen sexueller Traumatisierung auf das Erleben und die psychische Entwicklung des Kindes; Eugen Jungjohann, Zur Psychodynamik des männlichen Schädigers bei sexuellem Mißbrauch von Kindern: Therapie und/oder Strafe; Mathias Leipert, Typologie und Psychodynamik pädophiler Täter; Bernhard Haffke, Strukturelle und psychosoziale Ursachen der Gewalt gegen Kinder und die sich aus ihnen ergebenden kriminalpolitischen Konsequenzen, Köln 1994.

es sich in der Obhut der Eltern oder eines Elternteils, eines Vormunds oder anderen gesetzlichen Vertreters oder einer anderen Person befindet, die das Kind betreut ...«

Der Staat ist dadurch einerseits zwingend verpflichtet, zum Schutz von Kindern Rahmenbedingungen zu schaffen, die ihnen gerecht werden können. Das jedoch ist nicht so einfach, da die Familie ein privater Raum ist. Und schwierig ist es andererseits auch, die Person des Schädigers, des Täters, in ihrer Krankheit zu erkennen.

Unter medizinischen Aspekten ist z.B. die Beschreibung dessen, was Pädophilie insgesamt ausmacht, klar umgrenzt. Die ICD-10, die »Internationale statistische Klassifikation der Krankheiten und verwandter Gesundheitsprobleme«,[21] hat die Kriterien dafür unter F 65.4 beschrieben. Pädophilie ist aus medizinischer Sicht eine »sexuelle Präferenz für Kinder, die sich zumeist in der Vorpubertät oder im frühen Stadium der Pubertät befinden.

Manche Pädophile haben nur an Mädchen, andere nur an Knaben Interesse. Wieder andere sind sowohl an Mädchen als auch an Knaben interessiert.

Pädophilie kommt selten bei Frauen vor. Kontakte zwischen Erwachsenen und bereits geschlechtsreifen Jugendlichen werden gesellschaftlich nicht gebilligt, vor allem, wenn es sich um gleichgeschlechtliche Kontakte handelt; diese sind aber nicht notwendigerweise gleichbedeutend mit pädophilen Kontakten.

Ein einzelner Vorfall erfüllt die für die Diagnosestellung geforderte anhaltende oder vorherrschende Veranlagung nicht, insbesondere, wenn der Handelnde selbst noch ein Jugendlicher ist.

Unter den Pädophilen gibt es auch Männer, die eigentlich erwachsene Sexualpartner vorziehen, bei der Aufnahme geeig-

[21] ICD-10, Deutsche Ausgabe, herausgegeben vom Deutschen Institut für medizinische Dokumentation und Information, DIMDI, im Auftrag des Bundesministeriums für Gesundheit, Online-Version 1.0, Stand Juni 1995. (Die englischsprachige Originalausgabe wurde 1993 von der Weltgesundheitsorganisation WHO veröffentlicht.)

neter Kontakte aber dauernd frustiert werden und sich deshalb ersatzweise Kindern zuwenden. Männer, die ihre eigenen Kinder im Alter der Vorpubertät sexuell belästigen, nähern sich manchmal auch anderen Kindern, in beiden Fällen handelt es sich um Pädophilie.«

Was bereits in der medizinischen Darstellung auf die gesellschaftliche Ächtung verweist, wird auch von Kriminologen gestützt. Sie stellen jedoch auch einen Unterschied in der sozialen Bewertung pädophiler Handlungen fest: »Die Gesellschaft hat kein unverkrampftes Verhältnis zum sexuellen Mißbrauch ihrer Kinder. Während man (einerseits; W.K.) die äußerst seltenen Lustmorde an Kindern in den Massenmedien hochspielt und dramatisiert und während man auf Pädophilie durch Fremde äußerst empfindlich reagiert, neigt man (andererseits; W.K.) dazu, sexuelle Übergriffe in der Familie und durch Personen des sozialen Nahraums nicht als Kriminalität zu betrachten oder doch zumindest zu entschuldigen und zu verheimlichen.«[22]

Bestätigt wird diese kritische Einschätzung des sogenannten »gesunden Volksempfindens« weitestgehend auch durch eine Umfrage des Institutes für Demoskopie in Allensbach:

»Man hört und liest ja in der letzten Zeit häufiger Berichte über den sexuellen Mißbrauch von Kindern. Was denken Sie, kommt das häufiger vor, oder ist der Mißbrauch von Kindern relativ selten?«

»Kommt häufiger vor»	66 %
»Kommt relativ selten vor»	22 %
»Unentschieden»	12 %

Derselbe Personenkreis antwortet auf die Frage:
»Haben Sie in Ihrem eigenen Bekanntenkreis oder hier in der Nachbarschaft schon einmal von so einem Fall erfahren, haben Sie da mal etwas über den Mißbrauch von Kindern gehört?«

[22] Schneider, Kriminologie, S. 695.

»Nein»	83 %
»Ja»	14 %
»Keine Angabe»	3 %[23]

Von besonderem Interesse ist hier sicher ein Blick auf die Menschen, die gegenüber Kindern sexuelle Gewalt ausüben.

Die größte Anzahl pädophiler Delikte wird von »regressiven« (d.h. rückschreitenden und sich an frühe Kindheitsmuster erinnernden) Tätern begangen, die auch »unechte Pädophile« genannt werden. »Sie wenden sich beim Scheitern sexueller Beziehungen mit gleichaltrigen Erwachsenen Kindern zu. Wird der regressive Täter z.B. von seiner Ehefrau oder seiner Freundin verlassen, sucht er das Kind als Surrogat, als Ersatz, weil es ihm leichter erscheint, zu einem Kind als zu einem Erwachsenen eine sexuelle Verbindung herzustellen.«[24]

Daneben gibt es auch den »fixierten« (d.h. festgelegten) Täter, den »echten Pädophilen«, der sich mit Kindern identifiziert, von ihnen träumt und phantasiert. »Er ist unfähig, sexuelle Befriedigung mit Partnern zu finden, die das Pubertätsalter überschritten haben. An sexuellen Beziehungen mit Erwachsenen ist er deshalb uninteressiert; sie bilden für ihn lediglich einen ärmlichen Ersatz für Beziehungen mit Kindern. Er schätzt an Kindern ihr kindliches Aussehen, ihre Unschuld und ihre Offenheit.«

Seltener dagegen ist der »aggressive«, »sadistische« Täter. Er ist »eine Rarität. Er genießt indessen das größte emotionale Medieninteresse, was das Bild des pädophilen Rechtsbrechers in der Öffentlichkeit fälscht ... Er kommt zu seiner sexuellen Befriedigung nur dann, wenn er sein kindliches Opfer körperlich und seelisch verletzt oder tötet. Er ist ein sozialer Einzelgänger, der psychosexuell unreif ist und der wenig oder keine sexuellen Erfahrungen mit Gleichaltrigen besitzt. Er projiziert seinen Selbsthaß, seine Selbstaggression auf Kinder.«

23 Allensbacher Bericht 1995, Nr. 17.

24 Hier und nachfolgend: Schneider, Kriminologie, S. 688f.

Als Problem von besonderer Tragweite stellt sich – darauf muß wohl gesehen werden – die Selbsteinschätzung der pädophilen Täter dar. Die Debatte darum wird ebenso heftig wie kontrovers geführt. Der Sexualwissenschaftler Martin Dannecker, Professor an der Universität Frankfurt/M. und analytischer Psychotherapeut, bestreitet die Existenz einer Pädophilie im Sinne einer partnerschaftlichen, liebevollen Beziehung zu Kindern. Gerade diese wollen manche Pädophile jedoch so sehen. Martin Dannecker ist der Meinung, daß sich der »strukturierte Pädophile« durchaus bewußt ist, daß »Kinder das Opfer seiner Wünsche seien«.[25] So wie Dannecker, der sagt, »der eigene Wunsch wird als der des Kindes projiziert«, meint auch Gerhard Amendt, daß »pädophiles Verhalten mit Kindern subtil nötigend« ist. So lasse sich »weder von einer stimmigen Situation noch von einer herrschaftsfreien Beziehung sprechen. Vielmehr ist dieses Argument selber schon Teil der typisch pädophilen Realitätsverkennung.« In einer Auseinandersetzung mit Rüdiger Lautmann antwortet Gerhard Amendt, Professor an der Bremer Universität, unter anderem auf die Frage: »Gibt es einen Unterschied zwischen Kindesmißbrauchern einerseits, die ihren Opfern sexuelle Gewalt antun, und ›echten‹ Pädophilen andererseits, deren sexuelles Verhalten Kindern gegenüber von Liebesempfindungen getragen wird?« folgendermaßen: »Ihre Störung ist eine der Charakterstruktur. Das verhindert nicht nur die Einfühlung in das Kind, sie empfinden ihr Handeln auch für sich selber nicht als belastend. Sie wähnen sich ganz im Gegenteil im Recht.«[26] Rüdiger Lautmann dagegen, ebenfalls Professor in Bremen, relativiert die Eigensicht der Pädophilen eher. »Einen Unterschied zu Mißbrauchern sehen zunächst einmal die strukturierten Pädophilen selbst. Sie nennen sich an-

[25] Martin Urban, Keine Beziehung – sondern sexuelle Nötigung. Streit um Selbsteinschätzung der Pädophilen, in: Süddeutsche Zeitung vom 22. Januar 1998.

[26] Pädophilie: Partnerschaft oder subtile Gewalt? Fünf Streitfragen an Gerhard Amendt und Rüdiger Lautmann, in: Psychologie heute, Dezember 1997, S. 56-61.

ders, sie möchten anders handeln, und sie heben sich vom Mißbrauch scharf ab... Inzwischen beanspruchen sie sogar eine eigenständige sexuelle Identität.«

Sexuelle Belästigung durch Exhibitionisten

Für Gerhard T. wird das Verfahren in Saal C 33 des Essener Landgerichts zu einer Qual, denn im Zuschauerbereich sitzt eine komplette Mädchenklasse. Und Gerhard T. ist Exhibitionist. Zwar hat T. keinen großen »Personenschaden« bei den beiden ihm jetzt vorgeworfenen Fällen mit den aktuell betroffenen Frauen ausgelöst. Er hatte sich vor einem Gymnastik-Center drei Minuten lang in »schamverletzender Weise« gezeigt. Bei einem weiteren Fall sprang der Mann vor ein fahrendes Auto und zeigte sich der Fahrerin. Die Frau reagierte gelassen: Sie stieg aus ihrem Wagen aus, sagte zu dem Mann lapidar »Du Schwein!« und fuhr weiter.

Bereits seit 1975 ist Gerhard T. immer wieder als Exhibitionist aufgefallen. Eine Bewährungsstrafe gegen ihn war noch offen, nun verhängte das Gericht erneut eine neunmonatige Bewährungsstrafe. Es legte dem Mann aber auch auf, sich in eine Therapie zu begeben und unterstellte ihn der Bewährungshilfe. Doch Gerhard T. ist auch später wieder auffällig, d.h. rückfällig geworden.

Als das »harmloseste« aller Sexualdelikte bezeichnet der Sexualforscher Eberhard Schorsch den Exhibitionismus[27], er ist für ihn lediglich eine »unschickliche Belästigung«. Der Exhibitionist entblößt sein Geschlechtsteil vor Kindern, Frauen oder Männern. Die Folgen jedoch sind für diese zumeist völlig ungefährlich. So wird dieses Delikt inzwischen auch nurmehr auf Antrag der auf diese Weise Geschädigten strafrechtlich verfolgt. Jährlich sind es übrigens rund 9.000 Vorkommnisse von Exhibitionismus, die angezeigt werden. Die Dunkelziffer dürfte je-

[27] Stichwort »Sexualkriminalität«, in: Günther Kaiser / Hans-Jürgen Kerner / Fritz Sack / Hartmut Schellhoss (Hg.), Kleines kriminologisches Wörterbuch, 3. Aufl., Heidelberg 1993, S. 471.

doch höher liegen – die Toleranz der Gesellschaft ist hier wohl eher gestiegen, als dies in anderen Bereichen zu beobachten ist.

Sexuelle Gewalt durch Vergewaltiger und sexuelle Nötiger

»Ich bin edel, hilfreich und gut. Ich bin zu allen gut.« Voller Selbstüberschätzung ist Bernd D. noch im Gerichtssaal, in dem er sich wegen des Vorwurfs von sexueller Nötigung und Vergewaltigung verantworten muß. In einer Gaststätte hatte der Mann zweimal hintereinander Frauen kennengelernt und angesprochen.

Leicht alkoholisiert waren D. und die erste betroffene Frau, als sie sich darüber unterhielten, wie schwierig der Aufbau einer Partnerschaft sei. Beide fuhren dann in die Wohnung von D., wo der Mann die Frau zum Geschlechtsverkehr zwingen wollte. Die Frau konnte sich jedoch wehren und in der Wohnung von Nachbarn auf die Polizei warten.

Im zweiten Fall hatte D. eine Frau ebenfalls in einer Gaststätte kennengelernt. Bei sich zu Hause zwang er sie dann mit einem Messer dazu, sich auszuziehen. Erst wurde sie von D. zu sexuellen Handlungen genötigt und dann auch noch vergewaltigt.

Doch D. hält sich für unschuldig. Er fordert sogar, daß das Gericht den Haftbefehl gegen ihn aufhebt. In der Untersuchungshaft säße er ja doch nur mit »Lumpen und Verbrechern« zusammen. Der Richter quittiert diese Äußerungen mit deutlichen Worten: »Sie sind nicht in der Lage, die Dinge, um die es bei dieser Hauptverhandlung geht, richtig zu sehen.« Nach der Beratung verurteilt die Strafkammer D. zu einer viereinhalbjährigen Freiheitsstrafe.

Ist hier von zwei erniedrigenden Vergewaltigungen die Rede, geht es im folgenden Fall um über Jahre andauernde sexuelle Nötigungen.

Ulrike S. ist mit ihren 34 Jahren am Ende. Sie wurde schon als kleines Kind zum Opfer von massiver sexueller Gewalt. Da ihre Aids-

erkrankung inzwischen voll ausgebrochen ist, muß sie Astronautenkost essen und ständig überaus starke Medikamente nehmen. Bereits im Alter von 13 Jahren hat die Odyssee der jungen Frau begonnen, die in absehbarer Zeit zu ihrem Tode führen wird. Ulrike S. greift damals schon zu Heroin, weil sie die schwierigen Verhältnisse zu Hause nicht länger ertragen kann. Ihre Mutter arbeitet als Prostituierte und reicht die kleine Tochter auch an ihre eigenen Freier weiter. Das Kind verläßt bald das Ruhrgebiet und geht in Frankfurt/M. auf den Drogenstrich. Mitte der 80er Jahre aber kommt sie ins Ruhrgebiet zurück. In einer großen Stadt dort finanziert sie ihren Lebensunterhalt nun vor allem durch Ladendiebstähle. Und hier beginnt ein anderer Leidensweg für die drogensüchtige Frau. Sie trifft auf einen Polizisten, der sich ihr als »Freund und Helfer« andient.

Der Polizeibeamte Johannes W., jetzt 52 Jahre alt, gilt eigentlich als korrekt. Er ist verheiratet und hat zwei Adoptivtöchter. Kirchengemeinde und Sportverein sind neben der Polizei sein Lebensinhalt. Der Mann nimmt sich der zahlreichen Strafanzeigen aus Geschäften in der Innenstadt gegen Ulrike S. an. Doch nicht nur das. Wenn sie nämlich zu sexuellen Handlungen mit ihm bereit wäre, so verspricht er ihr, könne er Unterlagen verschwinden lassen, die sie belasten. Eine Bestrafung könnte dadurch eventuell verhindert oder zumindest verzögert werden.

Ulrike S. willigt ein, und es entwickelt sich ein sexuelles Verhältnis, das unter anderem auch von perversen sexuellen Spielarten geprägt ist. Doch dann wird sie 1989 wegen Ladendiebstahls inhaftiert und muß für sechs Jahre ins Gefängnis. 1995 wird sie entlassen und erneut kümmert sich W. um die Anzeigen gegen die Frau. Und wieder verlangt er sexuelle Handlungen von ihr, obwohl er weiß, daß sie inzwischen aidsinfiziert ist. Sie brauche das mit dem Sex ja niemandem zu sagen, meint der Beamte zu ihr. Denn ihm als Polizisten würde man ohnehin eher glauben als ihr, der Ladendiebin. Und Ulrike S. läßt sich erneut darauf ein, weil sie sich erhofft, von einer weiteren Inhaftierung verschont zu bleiben. Drohte ihr doch, daß eine Bewährungsstrafe nach neuen Anzeigen gegen sie in eine Haftstrafe umgewandelt werden könnte. Ins Ge-

fängnis aber wollte sie nicht noch einmal. Wieder läßt sich die Frau auf die sexuellen Wünsche des Mannes ein. Doch sie vertraut sich auch ihrer Bewährungshelferin an. In der Wohnung von Ulrike S. wird der Polizeibeamte von seinen Kollegen in flagranti erwischt.

In seinem Verfahren vor dem Landgericht bestreitet der Mann über lange Zeit, daß es sexuelle Kontakte überhaupt gegeben habe. Die Richterinnen und Richter des Gerichts glaubten jedoch der Frau. Sie verurteilten den Polizisten, der weder »Freund« noch »Helfer« war, zu einer vierjährigen Haftstrafe. Fernsehen und Zeitungen nehmen sich des Schicksals von Ulrike S. an und berichten über den Polizeibeamten, der seine Grenzen mehr als überschritten hat.

Der Fall eines weiteren »gewalttätigen« Sexualtäters:
Innerhalb nur eines Jahres hatte Walter O. eine 66jährige Frau überfallen und erdrosselt, dann eine Prostituierte erdrosselt, drei Prostituierte beinahe zu Tode gewürgt, eine telefonierende Frau in einer U-Bahn-Passage gedrosselt. Das Schwurgericht verurteilte den 28jährigen nach einer umfangreichen Beweisaufnahme zu einer fünfzehnjährigen Freiheitsstrafe. Darüber hinaus ordnete das Gericht die Unterbringung in der Psychiatrie an. Das Gericht sah es als erwiesen an, daß O. sich des zweifachen Mordes, der gefährlichen Körperverletzung in vier Fällen und des Mordversuches schuldig gemacht hat. Schon seit früher Kindheit, so stellte der Richter fest, sei O. »mehr als ein Sorgenkind« gewesen. Er habe autistische Züge, sei in sich gekehrt und nicht fähig, mit anderen Menschen in Kontakt zu treten. Mit 13 Jahren bereits hat O. den Wunsch, Mädchen zu würgen und ihnen Gewalt anzutun. Von mehreren Fällen kommen sechs schon bald zur Anklage, O. wird zu einer Bewährungsstrafe verurteilt. Als Auflage wird ihm eine Therapie verordnet. Der unterzieht sich O. zwar, doch er verschweigt dem Therapeuten dabei seine sexuellen Würgephantasien. Später wird O. rückfällig und zu einer vierjährigen Haftstrafe verurteilt. Wieder hatte der Mann eine Frau gewürgt. Und auch in der neuen Serie ging O. bis zum Äußersten: »Er hat seine Phantasien auf schreckliche Weise in die Tat umgesetzt«, sagt der

Schwurgerichtsvorsitzende daher auch in seiner mündlichen Urteilsbegründung. »Er ist gefährlich für alle Frauen, die er auf offener Straße antrifft.« Die forensische Psychiatrie ist daher nach Ansicht des Gerichtes auch der einzige Ort, an dem die Gesellschaft vor diesem Mann wirkungsvoll geschützt wird.

Die Täter von aggressiver sexueller Gewalt, die von der Vergewaltigung oder sexuellen Nötigung bis hin zum Mord führen kann, sind zutiefst gestörte Menschen. Bei mehr als 50 Prozent der Vergewaltigungen geht es dem Täter um den sexuellen Besitz, die sexuelle Eroberung des Opfers, »um Unzulänglichkeiten und Selbstzweifel zu überwinden. Er will sich und anderen seine Männlichkeit beweisen. Diese Täter machen sich selbst vor, daß das Opfer nur zum Schein Widerstand leiste und daß es in Wirklichkeit die Vergewaltigung wolle und gern habe.«[28]

Der »aggressive« Täter, dem etwa 20 Prozent der Vergewaltigungsfälle zugerechnet werden, will das Opfer darüber hinaus »körperlich und seelisch verletzen. Sexualität wird als Waffe zu seiner Entwürdigung benutzt. Motiv des Täters ist Rache für eine Entsagung, die ihm Frauen tatsächlich oder in seiner Einbildung auferlegt haben.«

Ebenfalls etwa 20 Prozent der Vergewaltigungsfälle werden dem »impulsiven« Täter zugeordnet, der jede Gelegenheit zu einer Vergewaltigung für sich nutzt.

Seltener sind dagegen Fälle des »sadistischen« Vergewaltigers, die mit etwa fünf Prozent angegeben werden. Hier sind »aggressive und sexuelle Ziele des Täters verschmolzen. Es ist seine Absicht, durch die Schmerzzufügung, durch die Hilflosigkeit und die Leiden des Opfers sexuelle Befriedigung zu erreichen. Die Täter aller dieser Vergewaltigungsformen erlangen allerdings in den seltensten Fällen eine sexuelle Befreiung, die sie sich durch ihre Tat erwarten.«

Im gleichen zahlenmäßigen Umfang finden auch Vergewaltigungen durch Gruppen von Jugendlichen und Heranwachsen-

[28] Hier und nachfolgend: Schneider, Kriminologie, S. 591f.

den statt, bei denen es den Tätern um Ansehen und Beachtung innerhalb ihrer Gruppe geht, die sie bekommen oder aufrechterhalten wollen.

III. Sexualstraftäter: Sündenböcke der Gesellschaft?

Die Notwendigkeit von Klärungen

Straftäter haben keine Lobby in einer Gesellschaft, deren Maximen und Prinzipien Straftäter nicht zu entsprechen scheinen. Sie stehen in der Gesellschaft ganz unten. »Es gibt eine Hierarchie der sozial Benachteiligten; in dieser Hierarchie rangiert der Straftäter weit hinter dem nicht straffällig werdenden Arbeitslosen, Frührentner, Kinderreichen mit geringem Einkommen, Kriegsopfer, Unfallopfer, Lernschwachen, Geisteskranken oder Arbeitsunwilligen.«[29] Sexualstraftäter stehen in dieser Rangordnung noch weiter unten – und dies auch in den Augen der anderen Straftäter. Mörder oder Vergewaltiger, so wird immer wieder berichtet, haben im »Knast« ein gewisses Ansehen. Wird aber im Gefängnis bekannt, daß Täter wegen sexueller Gewalt gegen Kinder einsitzen, wird die Haft für sie zu einem Spießrutenlaufen. Und sexuelle Übergriffe gegen sie sind – so ist immer wieder zu lesen und zu hören – in deutschen Gefängnissen keine Seltenheit. Sexualstraftäter sind allem Anschein nach in einer Zeit sozialer Spannungen mit Unsicherheiten und Zweifeln neben anderen die Sündenböcke, auf die von weiten Teilen der Gesellschaft Schuld abgeschoben wird.

Das Bild vom Sündenbock ist alt. Im Alten Testament (3. Buch Mose, 16, 21f) wird bereits darauf verwiesen. Am Versöhnungstag wurden dem Hohepriester zwei Böcke als Sühneopfer für die Sünden des Volkes übergeben. Nach dem Los wurde der eine Bock für den Herrn geopfert, dem anderen wurden die Sünden Israels aufgebürdet. Symbolisch legte der Hohepriе-

[29] W. Naucke, Strafrecht – Eine Einführung, 4. Aufl., Frankfurt/M. 1982, S. 59.

ster ihm dafür die Hände auf. Danach wurde der Bock in die Wüste gejagt und seinem Schicksal überlassen. Stellvertretend für die Schuld der Menschen sollte er für die Schuld büßen.[30]

In seinen »Reflexionen vor einem Glaskasten« aus dem Jahr 1964 macht der Schriftsteller Hans-Magnus Enzensberger deutlich, worum es der Gesellschaft mit dieser Sündenbock-Funktion geht: »Für den Einzelnen ist jede Verurteilung eines anderen, und der Verbrecher wird stets als der schlechthin Andere betrachtet, ein Freispruch. Wer schuldig ist, der wird bestraft, also ist, wer nicht bestraft werden kann, unschuldig. Die Befriedigung, mit der das Kollektiv die Verfolgung etwa eines ausgebrochenen Sträflings betrachtet, ist lehrreich. Ohne weiteres finden sich Metaphern aus der Jagdsphäre ein. Der Verbrecher ist Freiwild, zum Abschuß freigegeben: auf plebiszitärem Wege käme man jederzeit zu einer Verschärfung der ... polizeilichen Schießpraxis. Auch das Verlangen nach der Todesstrafe ist äußerst populär; besonders nach der Entdeckung sogenannter Sittlichkeitsverbrechen, die stets eine enorme Publizität für sich haben, kommt es in hysterischen Wellen auf. Die Rolle des Verbrechers als eines Sündenbocks der Gesellschaft ist uralt; sie prägt sich aber unter den gegenwärtigen Bedingungen besonders deutlich aus. Je mehr Schuld sich im Ganzen ansammelt, je diffuser ihr Zusammenhang, je anonymer und unsichtbarer ihre Quelle, desto dringlicher wird es, sie an deutlich kenntlichen Einzelpersonen abzureagieren.«[31]

Wie das Bild von Sexualstraftätern in der Gesellschaft wirklich aussieht, wollen die nachfolgenden Anmerkungen etwas genauer beleuchten.

[30] Stichwort Sündenbock, in: Lutz Röhrich, Lexikon der sprichwörtlichen Redensarten, Freiburg/Br. 1994, Bd. 5, S. 1586.

[31] Hans Magnus Enzensberger, Reflexionen vor einem Glaskasten, in: ders., Deutschland, Deutschland unter anderm. Äußerungen zur Politik, Frankfurt/M. 1968, S. 89f.

Die Rolle der Medien

Das nachfolgende Beispiel der nahezu unbeschreiblichen Veröffentlichungspraxis zahlreicher Medien ist nur eines von vielen, die fast täglich ergänzt werden können:

> *Christina – mißbraucht, gequält, erdrosselt*
> *Faßt ihren Mörder!*
> *100.000 DM Belohnung von BILD*
>
> Daneben das Foto des Mädchens mit der Bildunterschrift: Christina N... (11) †.

»*Fassungslosigkeit, Tränen, ein ganzes Land unter Schock.* Die kleine Christina ist tot. *Auf dem Weg nach Hause von ihrem Mörder verschleppt, mit Messerstichen gequält – und erdrosselt.*

Die Polizei tut, was sie kann. Alle Beamten arbeiten über den Rand der Erschöpfung hinaus. *Der Mörder der kleinen Christina muß gefaßt werden!*

Als Belohnung für Hinweise auf ihn waren bis zum Wochenende 70.000 Mark zusammengekommen. 30.000 Mark von der Bezirksregierung und der Heimatgemeinde Christinas. 40.000 Mark durch spontane Spendenaktionen privater Bürger. *BILD erhöht diese Belohnung heute um 100.000 Mark.* Kindermorde in Deutschland dürfen nicht ungesühnt bleiben. Über die Verteilung der Belohnung entscheiden die Ermittlungsbehörden. *Der aktuelle Fahndungsstand, an wen Hinweise zu richten sind – alles auf Seite 7.*«

So die BILD-Zeitung vom 23. März 1998 (Hervorhebungen im Original; W.K.).

Man bräuchte die Hinweise auf »Seite 7« eigentlich nicht mehr zu lesen, da klar ist, um was es geht. Aber werfen wir doch noch einen Blick darauf.

Berichtet wird dort von den Windlichtern, die am Fuße der jungen Eiche flackern, von dem Jäger, der das tote Mädchen gefunden hat, von Anrufen, die möglicherweise eine falsche Spur legen sollten, und vom Pfarrer, dem bei seiner verantwortungsbewußt klingenden Predigt die Stimme wegbricht. Am Ende dann heißt es: »In Kinderschrift auf einer hellblauen Karte: ›Nelly, ruhe in Frieden. Wir hoffen, daß der, der Dir das angetan hat, teuer dafür bezahlen wird‹.«

Das Verhältnis von Medien und Kriminalität ist außerordentlich spannungsreich. So stellt die Strafrechtlerin Heike Jung fest, daß die »Annahme, wonach weite Teile der Bevölkerung von den Medien zumindest latent eher eine Verfestigung als eine Destabilisierung bestimmter stereotyper Vorstellungen von Kriminalität erwarten, (dürften; W.K.) der Realität durchaus entsprechen. Dahinter steckt möglicherweise ein tief empfundenes Bestreben nach Abgrenzung (Sündenbocktheorie). Fest steht jedenfalls, daß Kriminalitätsberichterstattung einem Bedürfnis der Konsumenten entgegenkommt. Nicht nur Kriminalromane und -filme, sondern auch Presseberichte über Kriminalfälle erfreuen sich großer Beliebtheit. Zugleich besteht aber zwischen der Darstellung der Kriminalität in den Medien und der Einstellung der Bevölkerung zur Kriminalität eine Wechselwirkung. Das irrationale Verhältnis der Gesellschaft zur Kriminalität wird perpetuiert. Mit ihrer Wiedergabe der Kriminalität drohen die Medien, der Gesellschaft die Möglichkeit zu versperren, dieses soziale Phänomen rational zu verarbeiten. Mehr noch: Die Realität verändert sich unter dem Einfluß der Massenmedien. Die Medien suggerieren vor allem die Allgegenwart der ernsthaften Kriminalität und der gesteigerten Bedrohlichkeit. Einiges spricht dafür, daß Krisen im Sicherheitsgefühl der Bevölkerung von den Medien wenn nicht ausgelöst, so doch zumindest verstärkt werden. Am Ende dieses Verstärkerkreislaufs steht die Feststellung, wonach die Darstellung der Kriminalität von der Mehrheit der Bevölkerung als die Realität widerspiegelnd bis eher untertrieben eingeschätzt wird. ›Kriminalitätswellen‹ werden durch die Medien erst recht sichtbar gemacht und rufen den Gesetzgeber auf den Plan, der sich unter Zugzwang sieht und entsprechend (über-)reagiert.«[32]

Allein schon durch die vermehrte Darstellung solcher und ähnlicher Delikte entsteht in den Köpfen von Lesern und Zuschauern der Eindruck, daß Sexualstraftaten insgesamt einen weiten Raum innerhalb der gesamten Kriminalität einnehmen würden. »Die öffentliche Meinung folgt der Kriminalitätsberichterstattung in den Medien, die tatsächliche Kriminalitätsentwicklung jedoch gelangt überhaupt nicht zu ihrer Kenntnis. Die daraus entstehenden politischen Schlußfolgerungen und Konsequenzen sind fragwürdig«, beklagte bereits 1984 der Journalist Micha Guttmann.[33] Die Empörung über Sexualstraftäter ist nicht zuletzt aufgrund des breiten Echos in den elektronischen Medien und der Presse besonders groß, die in bisher nicht gekannter Weise diese Straftaten »transportieren« und damit einer breiten Öffentlichkeit erst bekanntmachen.[34] Der entscheidende Blick auf Tat und Täter bleibt allerdings zumeist verborgen. »Selbst die mediale Aufmerksamkeit, die dem Thema punktuell zuteil wird, sorgt nicht für mehr, sondern für weniger Aufklärung. Denn die Medien interessieren sich in der Regel nur für das Thema ›Mißbrauch‹, wenn sexuelle Übergriffe bekannt werden, die in ihrer Monstrosität die Vorstellungskraft des einzelnen sprengen ... Daß dieses Forum kontraproduktiv wirken muß, liegt auf der Hand. Denn wer das Einmalige, Unglaubliche, Ungeheuerliche fokussiert, negiert zugleich die Alltäglichkeit sexuellen Mißbrauchs.«[35]

Wer allein in den letzten Monaten Zeitungen und Zeitschriften durchblätterte oder durch die Sendungen privater wie

[32] Heike Jung in: Kaiser/Kerner/Sack/Schellhoss (Hg.), Stichwort Massenmedien und Kriminalität, S. 347f.

[33] Micha Guttmann, Medien, Macht und Makel. Journalismus und Kriminalität, in: Der Monat neue Folge, Heft 293, 1984, S. 120.

[34] Siehe dazu auch: Werner Krebber, Berichte über Sexual-Straftaten ohne Augenmaß. Differenzierte Betrachtung käme allen Beteiligten zugute, in: Initiative Tageszeitung (Hg.), Redaktion 1998; Almanach für Journalisten (Bundeszentrale für politische Bildung), S. 227-230.

[35] Sabine Kirchhoff, Aufklärung wider die Erregung: Fiktionen und Fakten am Beispiel der Justiz, in: Gitti Hentschel (Hg.), Skandal und Alltag. Sexueller Mißbrauch und Gegenstrategien, Berlin 1996, S. 312ff.

öffentlich-rechtlicher Fernsehanstalten zappte, der mußte den Eindruck bekommen, daß wir eine in diesem Ausmaß nie dagewesene Häufung an Sexualdelikten erleben. Dabei gibt es nur eine größere Publizität, weil es eine massierte Publizierung gibt. Doch nicht nur die Tatsache, daß in diesem Ausmaß darüber berichtet wird, ist erschreckend, sondern vor allem auch, wie über Sexualstraftaten informiert (oder desinformiert) wird.

Allein das Weglassen von Fakten, der fehlende Hinweis auf wichtige Zusammenhänge, führt zu erheblichen Verzerrungen. In eklatanter Weise wird darüber hinaus oft genug gegen die Ziffern 8 und 13 des Pressekodex und die damit zusammenhängenden Richtlinien verstoßen, die eigentlich Klarheit bringen würden.

Ziffer 8: »Die Presse achtet das Privatleben und die Intimsphäre des Menschen. Berührt jedoch das private Verhalten öffentliche Interessen, so kann es im Einzelfall erörtert werden. Dabei ist zu prüfen, ob durch eine Veröffentlichung Persönlichkeitsrechte Unbeteiligter verletzt werden.«[36]

In der entsprechenden Richtlinie 8.1 geht es dann darum, daß die Nennung von Namen und Abbildungen von Opfern und Tätern in der Berichterstattung über Unglücksfälle, Ermittlungs- und Gerichtsverfahren in der Regel nicht gerechtfertigt sind. Mit Blick auf die Resozialisierung, so Richtlinie 8.2, soll im Anschluß an ein Strafverfahren die Nennung von Namen und die Abbildung in der Regel unterbleiben.

Ziffer 13: »Die Berichterstattung über schwebende Ermittlungs- und Gerichtsverfahren muß frei von Vorurteilen erfolgen. Die Presse vermeidet deshalb vor Beginn und während der Dauer eines solchen Verfahrens in Darstellung und Überschrift jede präjudizierende Stellungnahme. Ein Verdächtiger darf vor einem gerichtlichen Urteil nicht als Schuldiger hingestellt werden. Über Entscheidungen von Gerichten soll nicht ohne schwerwie-

36 Hier und nachfolgend: Publizistische Grundsätze (Pressekodex)/Richtlinien für die publizistische Arbeit nach Empfehlungen des Deutschen Presserates, herausgegeben vom Deutschen Presserat, Bonn o.J., S. 16ff.

gende Rechtfertigungsgründe vor deren Bekanntgabe berichtet werden.«

Erscheinen manchem diese Grundsätze zu puristisch, sind sie trotzdem grundlegender Bestandteil einer journalistischen Arbeit, die sich an ethischen Grundwerten orientiert – oder zumindest orientieren sollte.

Gerade mit Blick auf die Opfer von Sexualdelikten ist eine distanzierte und verantwortungsbewußte Berichterstattung notwendig – und ebenso selten. Und da geht es dann nicht, wie vor einiger Zeit bei einem Privatsender geschehen, daß bei einem Interview mit einem ehemaligen Verteidiger des Täters, als dieser den Namen des verurteilten Sexualtäters nannte, zwar ein Pfeifton »darüber« gelegt wurde. Die Kamera jedoch hielt genau zu diesem Zeitpunkt voll auf die Strafakte mit dem vollen und gut lesbaren Namen des Täters. Und vom Grab seines Opfers wurden im selben Beitrag dann auch noch Bilder gezeigt, die nicht nur die zahlreichen Stofftiere, sondern auch den vollen Namen des getöteten Kindes zeigten ...

Sanktionen der Gesellschaft

»Strafe muß sein«, sagt der Volksmund. Gerade mit Blick auf Sexualstraftaten wird dieser Ruf immer lauter und eindringlicher. Wenn Politiker aus populistischen Erwägungen Volkes Stimme nachgeben, kommt es leicht zu einer unglücklichen Verquickung von vermeintlichen politischen Interessen einerseits und eilig herbeigeführten gesetzgeberischen Maßnahmen andererseits.

Die Frage ist jedoch, was Strafe ist und welche Strafe hier »angemessen«, »gerecht« ist. Der Staat reagiert auf die Verfehlungen der Bürger, die sich seinen Gesetzen entgegenstellen, so, wie es in der sogenannten »Dreisäulentheorie« gekennzeichnet ist:

– Das *Gesetz*

droht dem potentiellen Täter eine Strafe an.

– Der *Richter*

spricht sie »Im Namen des Volkes« aus.

– Der *Staat*

vollzieht sie im Rahmen der Strafrechtspflege, dem Strafvollzug.[37]

Strafe selbst ist die »durch Strafgesetz angedrohte Rechtsfolge für eine rechtswidrige und schuldhafte Handlung, durch die ein konkret beschriebener strafrechtlicher Tatbestand verletzt worden ist.«[38] Doch damit allein ist es ja nicht getan, weil dem Täter wie der Gesellschaft klar sein muß, warum Strafe sein muß, wenn Strafe eine wirksame Sanktion sein soll.

In seiner »Rechtsphilosophie« hat Matthias Kaufmann jene Merkmale der Strafe zusammengetragen, die er für »unkontrovers« hält. Die wichtigsten Aspekte will ich hier nennen:

1. Bestrafen können nur autorisierte Personen. Zum einen müssen sie rechtlich dazu befugt sein, zweitens müssen sie die Folgen ihres Tuns erkennen können. Lynchjustiz ist keine Strafe ...

2. Bestraft werden können im eigentlichen Sinn auch nur Personen, die für ihr Tun verantwortlich sind. Bei Menschen, die nicht zurechnungsfähig sind, spricht man von Verwahrung oder Therapie ...

3. Strafe besteht in einem Übel, einem Leid, welches der bestraften Person von der bestrafenden, bzw. von deren Ausführungsorganen, absichtlich zugefügt wird ...

4. Strafe wird auf ein tatsächliches oder vermeintliches Vergehen des Bestraften hin verhängt und vollstreckt ...

5. Da das bestrafte Vergehen einen Normverstoß darstellt, enthält eine Strafe die Geltungsbekräftigung für die vom Bestraften verletzte Norm.[39]

[37] Heinz Müller-Dietz in: Kaiser/Kerner/Sack/Schellhoss (Hg.), Stichwort Strafvollzug, S. 508.

[38] Definition »Strafe« in: Gerd Jauch, Recht, 2. Aufl., Wiesbaden 1992, S. 236.

[39] Matthias Kaufmann, Rechtsphilosophie, Reihe Handbuch Philosophie, herausgegeben von Elisabeth Ströker und Wolfgang Wieland, Freiburg/München 1996, S. 304.

Auf die massiven Proteste und eine sich wandelnde Sicht von Kriminalität – auch von Sexualität – hat der Gesetzgeber immer wieder reagiert. So wurden zuletzt vom Bundestag im November 1997 die Strafen vom 1. April 1998 an von zehn auf fünfzehn Jahre Höchststrafe bei besonders schweren Fällen des sexuellen Kindesmißbrauchs heraufgesetzt. Bei den meisten Bürgern entsteht dadurch der Eindruck, die Sicherheit von Kindern sei nun eher gewährleistet, als dies in der Vergangenheit der Fall war. Zu fragen ist allerdings schon hier, ob es sich bei dieser Reaktion des Staates nicht einerseits um ein leicht durchschaubares taktisches Manöver und andererseits um einen teuer erkauften Scheinerfolg handelt.

Denn: »Verschärftes Strafrecht schreckt Täter nicht ab«, lautet die Überschrift einer Meldung, die am 2. April 1998 erschien. »Die am Mittwoch in Kraft getretenen höheren Strafen für Sexualverbrecher werden nach Meinung des Münchener Rechtspsychologen Georg Wagner potentielle Kinderschänder auch in Zukunft nicht abschrecken ... ›Wenn ein Täter den Antrieb spürt, etwas zu tun, dann führt er sich nicht vor Augen, ob er nun 10 oder 15 Jahre oder gar lebenslänglich sitzen wird.‹ Der Täter gehe davon aus, daß er nicht ertappt werde. Das Strafrecht sei reformiert worden, weil die Politiker nach den spektakulären Sexualmorden an Natalie und der 10jährigen Kim das ›breite, kollektive Bedürfnis‹ nach Rache erlebt hätten.«[40]

Außerdem birgt die Heraufsetzung der Haftzeit eine Gefahr, die offensichtlich vom Gesetzgeber nicht ausreichend gesehen wurde oder nicht gesehen werden wollte. Denn das Rückfallrisiko eines Straftäters, der ohne Therapie nun nach noch längerer Zeit aus dem Gefängnis kommt, ist keineswegs geringer, sondern lediglich nach hinten verschoben worden. Letztlich gelöst ist seine Problematik nämlich nicht. Und damit ist auch die »Gefährdung« nicht reduziert, die von ihm ausgeht ...

Doch es gilt, noch etwas anderes in den Blick zu bekommen: Die Bandbreite von Sexualstraftaten geht weit über das hinaus,

[40] dpa-Meldung in der Frankfurter Rundschau vom 2. April 1998.

was sich in diesen beiden besonders öffentlichkeitswirksamen Delikten von sexuellem Mißbrauch und sexueller Nötigung/ Vergewaltigung bei einer ersten Betrachtung abzuzeichnen scheint. Bei Sexualstraftaten kann es sich ja um sehr verschiedene Delikte handeln. Mit den negativ wertenden Bezeichnungen wie »Sextäter«, »Sexmonster«, »Sexbestie«, »Kinderschänder« wird davon jedoch abgelenkt, werden lediglich medienwirksam Zuschreibungen getätigt, die sich an rechtlichen Vorschriften nicht orientieren. Für Klarheit kann hier allein schon ein Blick in das Gesetz sorgen, das sehr differenziert die einzelnen Sexualdelikte beschreibt.

Im dreizehnten Abschnitt des Strafgesetzbuches (StGB) sind die Sexualstraftaten innerhalb der Paragraphen 174 bis 184c als »Straftaten gegen die sexuelle Selbstbestimmung« konkret benannt. Mit den jeweiligen Straftatbeständen, die darin beschrieben werden, sind verschiedene Rechtsgüter verknüpft, die der Staat schützen will.[41] Bestraft werden Verstöße gegen die nachfolgenden Rechtsgüter:

Ungestörte sexuelle Entwicklung von Kindern und Jugendlichen

Paragraph 176	Sexueller Mißbrauch von Kindern
Paragraph 176a	Schwerer sexueller Mißbrauch von Kindern
Paragraph 176b	Sexueller Mißbrauch von Kindern mit Todesfolge
Paragraph 180	Förderung sexueller Handlungen Minderjähriger
Paragraph 182	Sexueller Mißbrauch von Jugendlichen
Paragraph 174	Sexueller Mißbrauch von Schutzbefohlenen

41 Die hier genannten geschützten Rechtsgüter und strafrechtlichen Tatbestände haben Adolf Gallwitz und Manfred Paulus in ihrem Buch »Grünkram – Die Kinder-Sex-Mafia in Deutschland«, Hilden 1997, S. 78f. zusammengefaßt. Ich habe sie mit Blick auf Sexualdelikte umgestellt, andere Delikte weggelassen bzw. Neuerungen ergänzt und anders gewichtet. W.K.

Schutz vor schwerwiegender Belästigung durch Handlungen mit sexuellem Einschlag; Kinder- und Jugendschutz; Sittlichkeits- und Anstandsempfinden der Allgemeinheit

Paragraph 183	Exhibitionistische Handlungen
Paragraph 184	Verbreitung pornographischer Schriften
Paragraph 184a	Ausübung der verbotenen Prostitution
Paragraph 184b	Jugendgefährdende Prostitution

Verletzung der eventuell nur eingeschränkt nutzbaren sexuellen Selbstbestimmung unter Ausnutzung der Unreife oder Abhängigkeit des Opfers

Paragraph 174a	Sexueller Mißbrauch von Gefangenen, behördlich Verwahrten oder Kranken in Anstalten
Paragraph 174b	Sexueller Mißbrauch unter Ausnutzung einer Amtsstellung
Paragraph 174c	Sexueller Mißbrauch unter Ausnutzung eines Beratungs-, Behandlungs- oder Betreuungsverhältnisses
Paragraph 179	Sexueller Mißbrauch Widerstandsunfähiger

Sexuelle Selbstbestimmung von Erwachsenen

Paragraph 177	Sexuelle Nötigung / Vergewaltigung.

Mit der neuerlichen Veränderung des Strafrahmens ab 1. April 1998 sollten vor allem die Schwere der Tat deutlicher abgestuft und die Belange der Opfer besser berücksichtigt werden:

– Wird durch den sexuellen Mißbrauch der Tod des Kindes leichtfertig verursacht, liegt der Strafrahmen bei lebenslanger Freiheitsstrafe oder Freiheitsstrafe nicht unter zehn Jahren (bis zu 15 Jahren, Paragraph 176b);

– Erfolgt die Tat zur Herstellung insbesondere kommerzieller Kinderpornographie, beträgt die Freiheitsstrafe zwischen zwei und fünfzehn Jahren (Paragraph 176a, Abs. 4);

– Für schweren sexuellen Mißbrauch liegt der Strafrahmen zwischen einem Jahr und 15 Jahren. Dazu zählen die Fälle, in denen der Täter den Beischlaf mit einem Kind ausführt oder die

Gefahr schwerer körperlicher oder seelischer Schäden des Kindes hervorruft (Paragraph 176a, Abs. 1). Insofern werden die bisher in Paragraph 176 enthaltenen Regelbeispiele in einer eigenen Vorschrift als selbständige Tatbestände erfaßt. Neu ist, daß auch die von mehreren gemeinschaftlich begangene Tat und die Tatwiederholung innerhalb von fünf Jahren nach einer entsprechenden rechtskräftigen Verurteilung unter diesen Strafrahmen fallen.

– Nach dem Reformgesetz ist der schwere sexuelle Kindesmißbrauch ein Verbrechen (bisher galt er gesetzlich als ein Vergehen), und diese Einordnung hat für Täter weitere Konsequenzen:

- Strafbar ist schon die bloße Verabredung zum schweren sexuellen Mißbrauch.
- Ein Strafverfahren wegen schweren sexuellen Mißbrauchs kann nicht eingestellt werden – etwa gegen eine Geldbuße.[42]

Mit dieser »Harmonisierung« ist auch eine strafrechtliche Schieflage beseitigt worden, die über lange Zeit bestand. Waren doch Strafen für Eigentumsdelikte oft höher als solche bei Eingriffen gegen die persönliche Integrität: »Die Strafrahmen werden mit dem Ziel harmonisiert, den höchstpersönlichen Rechtsgütern wie Leben, körperliche Unversehrtheit und Freiheit ein höheres Gewicht gegenüber materiellen Rechtsgütern wie Eigentum, Vermögen und Sicherheit des Rechtsverkehrs zu verleihen«, erläutert das Justizministerium dann auch in einer Stellungnahme.

Bei der Festsetzung des Strafrahmens stellt sich jedoch die Frage, welche Sanktion des Staates für »Sexualstraftäter« die geeignetste und wirkungsvollste ist.

Dabei wird es nicht nur eine große Rolle spielen müssen, wie die Gesellschaft, sondern auch wie das konkret betroffene Opfer die Sanktion des Staates nachvollziehen kann. Wenn das

42 Information des Bundesjustizministeriums vom 14. November 1997.

Opfer spürt, daß seiner tiefen Verletzung eine angemessene Reaktion des Staates folgt, ist sicher viel gewonnen.

Ein anderes Problem stellt sich für die Opfer jedoch durch die Verjährungsfristen. Als das Fuldaer Landgericht jetzt einen Vater verurteilte, der seine Tochter über viele Jahre sexuell mißbraucht, sie vergewaltigt und mehrere Kinder mit ihr gezeugt hatte, konnten manche dieser Inzestfälle überhaupt nicht mehr verurteilt werden, da sie inzwischen verjährt waren. Lediglich so gravierende Delikte wie Mord und Völkermord verjähren nicht. Doch beispielsweise bei Straftaten, die mit Freiheitsstrafen zwischen einem und fünf Jahren bedroht sind, setzte die Verjährung bereits fünf Jahre nach der Tat ein. Gerade in diesem Bereich liegen jedoch die meisten Sexualstraftaten, und sie unterlagen damit der fünfjährigen Verjährungsfrist. Mit der Gesetzesänderung ist sie für diesen Strafrahmen nun auf zehn Jahre heraufgesetzt worden.

Eine große Zahl von Sexualstraftaten kommt nicht vor Gericht

Sexualstraftaten haben – das darf in der Debatte über sie nicht übersehen werden – ein vergleichsweise großes Dunkelfeld, auch Dunkelziffer genannt. Mit Dunkelfeld wird jener Bereich von Straftaten bezeichnet, die der Polizei nicht bekannt werden und somit auch nicht in der Polizeilichen Kriminalstatistik erfaßt sind. Der Umfang des Dunkelfeldes hängt ebenso ab vom Anzeigeverhalten der Bevölkerung wie von der Verfolgungsintensität der Polizei, wenn z.B. zwischenzeitlich auf bestimmte Straftaten ein größeres oder geringeres Gewicht gelegt wird. Das heißt konkret bei Sexualstraftaten, daß viele sexuelle Übergriffe wie sexueller Mißbrauch oder sexuelle Nötigung/Vergewaltigung nicht angezeigt werden. Sei es aus Scham, sei es, um den Schädiger innerhalb des eigenen Nahbereiches zu schützen, sei es, daß eine realistische Chance für eine Verurteilung nicht gesehen wird, weil die Opfer und Zeugen einem langwierigen Verfahren nicht standhalten könnten ... Die Gründe dafür, keine Anzeige zu erstatten, sind vielfältig. Und damit auch das Dunkelfeld entsprechend groß.

Für das Jahr 1997 waren in der Polizeilichen Kriminalstatistik

16.888 Fälle von sexuellem Mißbrauch von Kindern
6.636 Fälle von Vergewaltigungen
5.343 Fälle von sexueller Nötigung

erfaßt. Schätzungen berechnen nun allerdings das Dunkelfeld zwischen

1 : 8 bis 1 : 20.

Auf einen bekanntgewordenen Fall kämen damit acht- bis zwanzigmal so viele Straftaten, die nicht angezeigt wurden. Nimmt man nun mehrere der o.a. Straftatbestände zusammen, sind Schätzungen nicht unrealistisch, daß jährlich etwa 300.000 Kinder sexuell mißbraucht werden.[43]

Von der polizeilichen Statistik nicht erfaßt bleiben daher zahlreiche Fälle von Übergriffen, die oft lediglich bei Beratungsstellen sehr verschiedener Einrichtungen bekannt werden. Sie bieten den Geschädigten ebenso Hilfe an wie ihren Schädigern. Das geht über direkte Betreuung bis hin zur Vermittlung von Psychotherapien. Rund 85 Prozent der Fälle von sexuellem Mißbrauch werden außergerichtlich bearbeitet. Das erscheint zunächst als sehr viel, doch die Gründe dafür sind nachvollziehbar.

Nicht um jeden Preis, so berichtet beispielsweise die Diplom-Sozialpädagogin Mechthild Hohage von der Beratungsstelle für Eltern, Kinder und Jugendliche des Caritasverbandes für die Stadt Gelsenkirchen e.V., will man den geschädigten Kindern ein Gerichtsverfahren zumuten. Aufgrund ihrer labilen psychischen Situation seien sie oft genug nicht in der Lage, einen Pro-

[43] Nicole Fischer, Sexueller Mißbrauch bei Mädchen im Alter von sechs bis zwölf Jahren. Die Problematik des Erkennens und die Möglichkeiten der sozialpädagogischen Intervention, Diplomarbeit im Fachbereich Sozialpädagogik an der Katholischen Fachhochschule NW, Abteilung Aachen, S. 11.

zeß von der Anzeige über richterliche Befragungen im Vorfeld und dann noch das Hauptverfahren mit den ganzen Befragungen durchzustehen. Nichts sei gewonnen, so betont sie, wenn das Kind im Prozeß von seinem Aussageverweigerungsrecht gegen den Vater Gebrauch mache oder die gegenüber der Polizei gemachte Aussage zurückziehe. Es bliebe dann mit dem Geschehen allein zurück und ihm würde noch weniger geglaubt.

Zu tun hat sie es übrigens – wie andere Mitarbeiterinnen und Mitarbeiter von Einrichtungen dieser Art – bereits mit Kindern ab einem Alter von drei Jahren aufwärts ... Ihr Verband arbeitet inzwischen auch in einem engen Netz mit anderen zusammen. So unterschiedliche Organisationen und Institutionen wie Frauenbüro, Mädchenzentrum, Diakonie, Jugendamt, Polizei etc. sind hier zu einem Beratungsnetzwerk zusammengefaßt. Und gegenseitig werden Ratsuchende innerhalb des Netzes weitervermittelt, um ihnen jeweils optimal helfen zu können.

Beginnen wir aber zunächst mit den einschneidendsten Sanktionen, die der Staat gegenüber Rechtsbrechern aussprechen kann.

Drei Alternativen: Freiheitsstrafe, Maßregelvollzug, Sicherungsverwahrung

Für viele ist es gar keine Frage, daß »hart durchgegriffen« werden muß. Eigentlich überhaupt und bei Sexualstraftätern ganz besonders. In der Diskussion über Strafen spielen vor allem drei unterschiedliche rechtliche Sanktionsmöglichkeiten eine Rolle:

Freiheitsstrafe,
Maßregelvollzug,
Sicherungsverwahrung.[44]

[44] Auf die Frage oder auch nur mögliche Debatte nach einer erneuten Forderung der *Todesstrafe* kann und will ich mich hier nicht einlassen! Darüber ist genug gesagt und geschrieben worden. Für Deutschland gilt darüber hinaus das Grundgesetz von 1949, das in Artikel 102 schlicht und eindeutig erklärt: »Die Todesstrafe ist abgeschafft.«

Die *Freiheitsstrafe* ist ganz sicher die einschneidendste rechtliche Sanktion des Gesetzgebers. Sie kann wenige Monate ebenso bedeuten wie ein »Lebenslang«. Sie kann aber auch, wenn sie die Dauer von zwei Jahren nicht überschreitet, zur Bewährung für eine bestimmte Zeit ausgesetzt werden. Gibt es innerhalb dieser Zeit einen erneuten Verstoß, zumal noch einschlägig – also im gleichen Deliktbereich –, muß die Freiheitsstrafe von dem Verurteilten abgesessen werden. Die Bewährungsstrafe ist somit ein Damokles-Schwert für den verurteilten Straftäter, der – so abgestraft – eigentlich wissen müßte, daß er sich nichts mehr zuschulden kommen lassen darf.

Denkbar wäre aber auch eine andere Variante. Gegen den Sexualstraftäter könnte einerseits eine Freiheitsstrafe verhängt werden, die er zum Teil absitzt. Danach könnte dann beispielsweise eine Unterbringung in einem psychiatrischen Krankenhaus angeordnet werden, wo eine Therapie angeschlossen würde – eine Sanktion innerhalb des Maßregelvollzugs also.

Es könnte ihm aber auch auferlegt werden, im Rahmen einer Bewährungsstrafe eine ambulante Therapie zu machen.

Der *Maßregelvollzug* gehört zu den »Maßregeln der Besserung und Sicherung«, wie sie in den Paragraphen 61 bis 72 des StGB beschrieben sind. In der Auseinandersetzung mit Sexualstraftätern muß dem Maßregelvollzug die größte Bedeutung zugemessen werden. Leider ist die Information über dieses rechtsstaatliche Instrument besonders gering – nicht nur in der Öffentlichkeit, sondern sogar in Justiz und Psychiatrie.

Gemeint sind in den Paragraphen 61 des StGB zum Maßregelvollzug

1. die Unterbringung in einem psychiatrischen Krankenhaus,
2. die Unterbringung in einer Entziehungsanstalt,
3. die Unterbringung in der Sicherungsverwahrung,
4. die Führungsaufsicht,
5. die Entziehung der Fahrerlaubnis
6. das Berufsverbot.

Die Reihenfolge der Begriffe »Besserung und Sicherung« im Wortlaut des Gesetzestextes zeigt, daß der Blick des Gesetzgebers wesentlich stärker auf den Täter als auf die Gesellschaft gerichtet ist. Erst in zweiter Linie sind die Gesellschaft und ihre Erwartungen angesprochen. Gerade dieser Aspekt hat in den letzten Jahren aber in besonderer Weise an Bedeutung gewonnen. Die Sicherung der Gesellschaft vor Straftätern, die als gefährlich eingestuft werden, ist inzwischen – dies ist nicht anders zu sehen – weitgehend an die erste Stelle gerückt.

Die Vorstellungen über den Maßregelvollzug sind allerdings in hohem Ausmaß durch Vor-Urteile geprägt, die keinerlei Grundlage zu haben scheinen. Der nachfolgende Beitrag einer Boulevard-Zeitung mag dies belegen. Unter der Überschrift »Kannibale darf ins Sanatorium« heißt es da: »Er wird bereits Montag in das Landeskrankenhaus ... eingewiesen. In einem Waldgebiet einer wunderschönen Gegend. Um 06.30 Uhr wird er dort während der Woche freundlich geweckt, an Sonn- und Feiertagen natürlich erst um 08.30 Uhr. Für das Frühstück wird eine halbe Stunde gerechnet. Angeboten werden Brötchen, Wurst, Marmelade, Kaffee, Tee. Therapie ist von 08.00 Uhr bis 11.00 Uhr. Anschließend eine halbe Stunde Freizeit, z.B. Fernsehen im Gemeinschaftsraum.

Um 11.30 Uhr bittet man zum Mittagessen, z.B. Nudelsuppe, Braten, Kartoffeln, Pudding. Anschließend Mittagsruhe. Danach beginnt um 13.00 Uhr wieder die Therapie – 2 Stunden. Der Tag schließt mit 7 Stunden Freizeit für ihn, nur vom Abendessen unterbrochen. Für Spaziergänge steht die Parkanlage zur Verfügung. Ab 22.00 Uhr ist dann Nachtruhe. Sonntags darf er bis 23.00 Uhr aufbleiben. Er muß aber nicht. Der Pflegesatz pro Tag liegt bei 330,– DM. Das Land zahlt sogar noch 150,– DM Taschengeld.«[45] Das scheinen ja paradiesische Zustände zu sein ... Dagegen steht jedoch die Realität. Denn der Maßregelvollzug ist das »Schlußlicht der Psychiatrie«. So jedenfalls hat ihn die Psychiatrie-Enquete-Kommission des Deutschen Bundestages bezeichnet. Marneros macht deutlich, worin vor allem die schwierige Doppelrolle für die dort Untergebrachten besteht

[45] Zitiert in: Andreas Marneros, Sexualmörder, S. 115.

– und auch die für jene, die mit ihnen zu tun haben. »Nach dem entsprechenden Gerichtsurteil ändert sich der Status des Angeklagten oder Häftlings: Ist er offiziell im Maßregelvollzug untergebracht, wird er vom Häftling zum Patienten. Zumindest ist dies so im Sprachgebrauch. In Wirklichkeit ist er jedoch Patient und Häftling. Eine Doppelrolle für den Patienten – eine Doppelfunktion für das therapeutische Personal. Das Pendant des Patienten und Häftlings ist der Therapeut und Wächter. Ein Widerspruch in sich, diese Doppelrolle.«[46] Zu berücksichtigen ist dabei, wie es zum Instrument des Maßregelvollzuges gekommen ist.

In Kraft getreten ist das Maßregelvollzugsgesetz im November 1933. Zwar haben die Nationalsozialisten es nicht »erfunden«, doch sie gestalteten es schnell in ihrem Sinne um, wandten es im nationalsozialistischen Ungeist an. So waren unter den etwa 300.000 psychisch Kranken, die zwischen 1933 und 1945 umgebracht wurden, auch psychisch kranke Straftäter.

Doch nicht nur dieser Hintergrund machte es dem Maßregelvollzug schwer: »Zu Beginn des Maßregelvollzuges in Deutschland wollte die Psychiatrie kaum etwas mit deren Insassen zu tun haben. Vera Schumann betont, daß der Standard in den entsprechenden Anstalten noch 1979 unter jenem des Strafvollzuges lag! Sie beklagt, daß nach Ende des Krieges und bis in die 80er Jahre hinein eine extreme Vernachlässigung der Maßregelvollzugseinrichtungen herrschte. Die Psychiatrie ließ die forensischen Patienten kaum an ihren Fortschritten teilhaben. Einrichtungen des Maßregelvollzuges befanden sich in den ältesten Gebäuden, hatten am wenigsten Personal und die geringsten Mittel. Erst zu Beginn der 80er Jahre begann die Psychiatrie, sich mit diesen Patienten etwas intensiver zu beschäftigen.«[47]

Weit mehr als beim Maßregelvollzug steht bei der *Sicherungsverwahrung* in besonders ausdrücklicher Weise im Vordergrund, die Gesellschaft vor diesem Täter wirkungsvoll und –

[46] Ebenda, S. 116.
[47] Ebenda, S. 117f.

dies wohl vor allem! – langfristig zu schützen. Geregelt sind die Vorschriften der »Unterbringung in der Sicherungsverwahrung« im Paragraph 66 des StGB.

Als eine Falle wird sich allerdings noch jene Änderung für Maßregelvollzug wie Sicherungsverwahrung herausstellen, die der Gesetzgeber am 26. Januar 1998 ebenfalls mit auf den Weg gebracht hat. »In Absatz 2 Satz 1 werden die Wörter ›sobald verantwortet werden kann zu erproben, ob‹ durch die Wörter ›wenn zu erwarten ist, daß‹ ersetzt.« Konkret heißt das im alten Gesetzestext: »Ist keine Höchstfrist vorgesehen oder ist die Frist noch nicht abgelaufen, so setzt das Gericht die weitere Vollstreckung der Unterbringung zur Bewährung aus, sobald verantwortet werden kann zu erproben, ob der Untergebrachte außerhalb des Maßregelvollzugs keine rechtswidrigen Taten mehr begehen wird. Mit der Aussetzung tritt Führungsaufsicht ein.« Mit der neuen Formulierung: »so setzt das Gericht die weitere Vollstreckung der Unterbringung zur Bewährung aus, wenn zu erwarten ist, daß der Untergebrachte außerhalb des Maßregelvollzugs keine rechtswidrigen Taten mehr begehen wird« ergibt sich eine deutliche Verschärfung der Situation. Denn es stellt sich die große Frage, welcher Gutachter dies eigentlich beurteilen soll und wird. Auf sie ist im Zusammenhang mit den psychiatrischen Gutachten noch ausführlicher einzugehen.

Im äußersten Fall kann diese Veränderung für den so verurteilten Täter nun bedeuten, daß er die Sicherungsverwahrung oder den Maßregelvollzug lebend nicht mehr verläßt ...

Insgesamt gehören all diese Maßnahmen in einen rechtsstaatlichen Bereich und eine rechtspolitische Sicht, die in besonderer Weise und immer stärker von der Generalprävention geleitet wird. Das heißt, daß der Sicherheitsaspekt der Allgemeinheit im Vordergrund steht. Und nicht nur das. Seit Anselm von Feuerbach (1775 bis 1833) sollen »potentielle Delinquenten durch einen von der Bestrafung bzw. von der Strafandrohung ausgehenden ›psychologischen Zwang‹ davon abgehalten werden, Straftaten zu begehen. Der durch die verhängte Strafe auferlegte Nachteil müsse dabei in den Augen eines potentiellen Straftäters den durch die Tat erstrebten Vorteil überwiegen.«[48]

Hier stellt sich allerdings die Frage, ob ein von Trieben geleiteter und gesteuerter oder aber in seiner Persönlichkeit gestörter Mensch ins Strafgesetzbuch sieht, bevor er sich an einem Kind vergeht.

Dürfen Sexualstraftäter auf Verständnis hoffen?

Wer die Frage nach Verständnis für Sexualstraftäter stellt, wird sofort ein klares und lautes »Nein« hören. Auch wenn es nicht verbal ausgedrückt wurde, ist es doch so etwas wie eine stille Übereinkunft – völlig unabhängig davon, in welcher gesellschaftlichen Schicht darüber gesprochen wird – vom bierdunstigen Stammtisch bis zu elitären Zirkeln von Intellektuellen gibt es die gemeinsame Verachtung. Allzu tief sitzen bei vielen Menschen Abscheu und Zorn, Ekel und Wut über jene Taten, die von diesen Menschen begangen werden.

Mit allem, so scheint es, dürfen Sexualstraftäter rechnen. Aber auf Verständnis dürfen sie nicht hoffen. Oder doch? In einem Gespräch mit der Deutschen Presse-Agentur hat der Bremer Psychoanalytiker und Kriminologe Lorenz Böllinger darauf hingewiesen, daß Sexualstraftäter keine »monströsen Menschen« seien. Sie hätten ein sadistisches Potential, »dessen sie sich meist selbst nicht bewußt sind«. Hintergrund dafür seien oft »frühkindliche Beziehungsstörungen«. Die Täter, so Böllinger, fühlten sich »einer in ihrer Wahrnehmung übermächtigen Mutter oder Partnerin hilflos ausgeliefert«. Mit dem Kind würden sie dann beispielsweise versuchen, das Schlechte in sich selbst auszulöschen und die eigene Allmacht, die sie empfinden, wieder herzustellen. Doch wenn das Kind dann nicht entsprechend reagiert, kommen wieder die Gefühle von Ohnmacht und Entwertung hoch. Gefühle also, die ihren Ursprung oft in der Kindheit der Täter haben.

[48] Hans-Jürgen Kerner (Hg.), Kriminologie-Lexikon, S. 116.

Außer acht gelassen wird in der aktuellen Diskussion sehr oft, daß sich bei den Sexualstraftätern Denkmuster und Verhaltensweisen wiederholen, die sie in ihrer eigenen Kindheit selbst haben erleben müssen. Dies hinterläßt – auch bei ihnen – solch tiefgreifende Spuren, denen sie sich zumeist nicht mehr entziehen können. Uwe Füllgrabe berichtet von einem solchen Täter. Mit 48 Jahren kommt der Mann in eine Therapie. Über 30 Jahre lang hatte er sich in seiner Phantasie immer wieder vorgestellt, junge Mädchen und Jungen zu »mißbrauchen« – und vermutlich hat er dies auch mit Hunderten Opfern ausgeführt. »Mit sechs Jahren wurde er von seinem Stiefvater sexuell mißbraucht, mit neun Jahren wurde er von einem 17jährigen anal vergewaltigt.« Diese Erfahrungen führten nicht zuletzt dazu, »daß er allmählich immer mehr aggressive Reize benötigte, um sein Verhaltensmuster aufrecht zu erhalten: Zunächst hatte Fred die Kinder überredet, sich auszuziehen und sie für ihre Kooperation bezahlt, um oralen Sex bei ihnen auszuüben. Im Laufe der Jahre benötigte er mehr Erregung und bedrohte unkooperative Kinder mit einem Messer.«[49] Entsetzliche Folgen einer entsetzlichen Erfahrung.

Untersuchungen zeigen, daß Sexualstraftäter oft selbst Opfer von sexuellem Mißbrauch waren. So stellte Marquit fest, daß 27 Prozent der von ihm untersuchten 75 Täter als Kinder körperlich mißhandelt wurden, 20 Prozent möglicherweise sexuell mißbraucht, 48 Prozent jedoch – also fast jeder Zweite – ganz sicher sexuelle Mißbrauchserfahrungen hatten.[50]

[49] Uwe Füllgrabe, Von aggressiven Reizen getrieben. Über Therapieansätze bei Sexualstraftätern, in: Frankfurter Rundschau vom 31. Juli 1998.

[50] Marquit, Der Täter, 1986, S. 123, zitiert in: Nicole Fischer, Sexueller Mißbrauch, S. 15.

IV. Wie ist mit Sexualstraftätern umzugehen?

»Wohin mit den Tätern?« fragt die »Zeit« und berichtet von einem beispiellosen Desaster im Umgang mit Menschen, die dringend Hilfe brauchen und vor allem auch dafür geeignete Therapieeinrichtungen – auch mit Blick auf den Schutz der Gesellschaft und den Eigenschutz der Täter.[51] Doch an allen Ekken und Kanten fehlen diese Möglichkeiten, die dringend notwendig wären.

Welche Probleme sich aus dem Umgang mit Sexualstraftätern und den rechtlichen, therapeutischen etc. Zusammenhängen ergeben, sei hier exemplarisch am Beispiel des Maßregelvollzuges in Lippstadt-Eickelborn aufgezeigt. Hier wird – auch bei der Suche nach Ersatzstandorten für »Eickelborn« – deutlich, daß griffige Parolen allein noch keine Lösung sind.

Etwa 2.500 Menschen sind es, die derzeit in der Bundesrepublik Deutschland insgesamt in Einrichtungen des Maßregelvollzuges leben. Allein in Eickelborn, der bundesweit größten forensisch-psychiatrischen Klinik, sind es 350. Diese Einrichtung ist damit völlig überlastet. Und seit 1994, als ein »Freigänger« ein kleines Mädchen tötete, hat sich dort die Situation noch einmal radikalisiert. »Seit dem Mord wird auch in Eickelborn über Rückfallquoten, Therapien und Sicherheitsmaßnahmen gestritten«, schreibt Ute Watermann in der »Zeit«, auch wenn man sich an »die Nachbarschaft der Totschläger und Brandstifter,

[51] Ute Watermann, Wohin mit den Tätern? In Westfalen zeigt sich das Dilemma im Umgang mit seelenkranken Gewaltverbrechern, in: Die Zeit vom 19. Februar 1998.

der Vergewaltiger, Kinderschänder und Exhibitionisten längst gewöhnt« hat. Aber hat man dies wirklich?

Nach Entlastungsstandorten wird gesucht, um die Situation in Eickelborn zu entschärfen. Doch die Proteste werden dadurch nur in andere Regionen des Landes getragen. »Keimt ein Verdacht, wie in Marl oder Haldem, bilden sich sofort Bürgerinitiativen, die den Bau einer Klinik verhindern wollen und dabei auch auf Unterstützung der Stadtoberen rechnen können«, berichtet Watermann. Die Chronik um die Suche nach Entlastungsstandorten ist erschreckend. Das gilt für einige der Argumente eines Teils der Gegner ebenso wie für die mangelnde Sensibilität eines Teils der Suchenden. Hier nur wenige Ausschnitte aus einer mehr als unerfreulichen Debatte.

Der vorläufige Schlußstrich der Debatte wurde am 2. April 1998 gezogen, als nach den ersten 100 Tagen seiner Tätigkeit der neue ärztliche Leiter des »Westfälischen Zentrums für forensische Psychiatrie«, Dr. Michael Osterheider, in Lippstadt-Eickelborn eine Pressekonferenz gab. Durch die Verlegung von Suchtkranken nach Schloß Haldem im Kreis Minden-Lübbecke sowie nach Marsberg im Hochsauerlandkreis soll die Zahl der Patienten in Eickelborn selbst bis zum Jahr 2001 um 52 Plätze auf 300 sinken. Der Psychiater nannte diese Maßnahme »einen ersten Schritt zur Entlastung«.[52] »Das Westfälische Zentrum soll durch die Gliederung in Abteilungen, deren Leiter die Verantwortung für Diagnose und Therapie tragen, übersichtlicher und damit auch sicherer werden«, erklärte der Leiter. Deutlicher wird der Journalist der Lippstädter Zeitung »Der Patriot«, Gerd Hesper. »1:1 – Ausgang steht nicht zur Diskussion.«[53] Gemeint ist damit, daß jeder Straftäter, der die Klinik für einen Einkauf, Arztbesuch oder ähnliches verläßt, von einem Mitarbeiter der Klinik begleitet werden muß. Im »Patriot« heißt es unter ande-

[52] Landschaftsverband Westfalen-Lippe, Pressemitteilung vom 2. April 1998, Neuer ärztlicher Leiter im Westfälischen Zentrum: Eickelborn übersichtlicher machen.

[53] Der Patriot (Lippstadt) vom 3. April 1998.

rem: »Am 1:1-Ausgang für Gewaltverbrecher und Sexualstraftäter in Eickelborn wird nicht gewackelt ... In den nächsten zwei bis drei Jahren stehe die ›bewährte‹ Ausgangsregelung für ihn (Osterheider; W.K.) nicht zur Diskussion. Mit Nachdruck sprach sich Osterheider auch dagegen aus, die 52 Plätze für Suchtkranke in der Forensik nach deren Verlegung nach Haldem und Marsberg mit psychisch kranken Straftätern zu belegen ... Allein für bauliche Investitionen sollen 13,5 Millionen Mark bereitgestellt werden, um die Gebäude für die Bedürfnisse eines hochqualifizierten Maßregelvollzuges herzurichten. Nach Angaben von Dr. Osterheider müßten Stationen verkleinert werden und Vier-Bett-Zimmer sollten der Vergangenheit angehören. Außerdem ist die Errichtung einer 700 Meter langen, 5,30 Meter hohen Zaunanlage geplant. Und beim 1:1-Ausgang in Eickelborn rechnet die Klinikleitung in den nächsten Jahren mit jährlichen Kosten von 1,3 Millionen Mark.«

Vorausgegangen waren langwierige und schwierige Verhandlungen um die Verlegung nach Schloß Haldem bei Stemwede und nach Marsberg, die auch durch den nordrhein-westfälischen Gesundheitsminister Dr. Axel Horstmann und den Direktor Dr. Manfred Scholle des Landschaftsverbandes Westfalen-Lippe, er ist Träger der Klinik in Eickelborn, am 23. März 1998 als »erster wichtiger Entlastungsschritt« für Eickelborn bezeichnet wurden.[54] Horstmann und Scholle kündigten an, »daß vor einer Entscheidung darüber drei konkrete Schritte unternommen werden sollen, um die Akzeptanz in der Bevölkerung für den Maßregelvollzug zu verbessern. Die Landesregierung werde eine Änderung des Maßregelvollzugsgesetzes einleiten, vollzugsbegleitende Verbesserungen ermöglichen (etwa beim Raumprogramm und der Nachsorge) und gemeinsam mit den beiden Landschaftsverbänden (Rheinland und Westfalen; W.K.) die Informationsarbeit über den Maßregelvollzug verstärken.

[54] Arbeitsgruppe »Sofortmaßnahmen zur Entlastung von Eickelborn«, in: Information der Landesregierung Nordrhein-Westfalen 197/3/98 vom 23. März 1998.

Im Maßregelvollzugsgesetz soll der Sicherheitsaspekt stärker als bisher verankert werden. Es soll geregelt werden, daß die Sicherheit der Öffentlichkeit vor gefährlichen Tätern neben der Therapie ausdrückliches Vollzugsziel des Maßregelvollzuges ist ...

Darüber hinaus soll es detailliertere Regelungen über Lockerungen des Maßregelvollzuges geben. In besonderen Fällen ist die Beteiligung eines Sachverständigen vorgesehen, der den Patienten bisher weder behandelt noch begutachtet hat ...

Während des Akzeptanzprogramms wird kein neuer Standortvorschlag gegen den Willen einer Gemeinde gemacht. Sollte sich danach ein Einvernehmen nicht erreichen lassen, muß ein auch unter dem Aspekt regionaler Ausgewogenheit geeigneter Standort auch gegen den Willen einer Gemeinde durchgesetzt werden.«

Letztlich stehen Landesregierung und Landschaftsverband damit allerdings noch immer dort, wo sie auch jetzt bereits ihren politischen Standort hatten. Denn mehrere Versuche in Herten, Marl, Dorsten, Haldem, Dortmund-Aplerbeck etc., die Forensik anzusiedeln, waren gescheitert – am erheblichen Protest von Bürgerinitiativen. »Die Straftäter haben Ausgang – wir dann nicht mehr« oder »Psychopathen, Mörder, Kinderschänder – Das hat uns gerade noch gefehlt« hatte beispielsweise in Herten auf Spruchbändern gestanden, als sich dort Bürger gegen die neue Forensik wehrten, die man in Stadtnähe etablieren wollte. Letztlich waren es dann baurechtliche Aspekte, die das Vorhaben scheitern ließen.

Warum diese Vorhaben jedoch tatsächlich scheiterten, wird aus der Presseerklärung von Horstmann und Scholle ebenfalls deutlich: »Die Suche des Landschaftsverbands Westfalen-Lippe nach einem geeigneten Standort für eine neue Klinik habe deutlich gemacht, daß sich die Bürger leidenschaftlich gegen solche Einrichtungen in ihrer Umgebung wehren. Dies sei bedauerlich. Man dürfe es aber nicht damit bewenden lassen, dies als ›St. Florians-Prinzip‹[55] zu beklagen und anzuprangern ...«

[55] Gemäß dem alten Sprichwort: »Heiliger St. Florian, schütz unser Haus, zünd andre an!«

Die gewünschte Akzeptanz müßte sich jedoch relativ bald einstellen: »Im Mittel« – so berichtet Prof. Dr. Norbert Leygraf bei der Gründung des Vereins »Pro Forensik« am 10. Juni 1998 in der Recklinghäuser Justizakademie – »beträgt die Verweildauer bundesweit derzeit etwa zwischen vier bis sechs Jahren, mit deutlichen Schwankungen je nach Grad der Gefährlichkeit und der Behandelbarkeit der Störung. Auf die einzelnen Delikte bezogen ist die Verweildauer im Maßregelvollzug in aller Regel deutlich länger als bei Verbüßung einer Freiheitsstrafe.«

Als schwierig erweist sich dabei vor allem, daß die Zahl der Einweisungen in den Maßregelvollzug ständig steigt:

1967–1969	327 pro Jahr
1970–1979	363 pro Jahr
1980–1989	411 pro Jahr
1990–1996	523 pro Jahr

Leygraf macht auch deutlich, welche Konsequenzen sich daraus ergeben: »Zu erwarten ist, daß durch das am 1. April 1998 in Kraft getretene ›Gesetz zur Bekämpfung von Sexualdelikten und anderen gefährlichen Straftaten‹ die Zahl der Unterbringungen weiter ansteigt und sich zugleich die Aufenthaltsdauern wieder verlängern. Dies wird einen weiteren zusätzlichen Belegungsdruck auf die Maßregelvollzugskliniken schaffen. Dabei sind die Maßregeleinrichtungen in Nordrhein-Westfalen bereits jetzt schon völlig überfüllt, was nicht nur unter therapeutischen, sondern auch unter Sicherheitsaspekten sehr bedenklich ist. Dringend erforderliche Aufnahmen von Patienten können nicht erfolgen. Teils bleiben sie – unbehandelt – im Justizvollzug, in einigen Fällen mußten sie sogar aus dem Justizvollzug in Freiheit entlassen werden. Ein großer Anteil befindet sich mittlerweile gar nicht mehr in einer Maßregeleinrichtung, sondern in einer allgemein-psychiatrischen Abteilung. So stehen derzeit in Nordrhein-Westfalen ca. 750 Patienten, die in einer regulären Maßregelabteilung untergebracht sind, ca. 250 psychisch kranke/gestörte Straftäter gegenüber, die sich in Stationen der Allgemeinen Psychiatrie befinden. Die Allgemeinpsychiatrie ist mit vielen dieser Patienten jedoch sowohl hinsichtlich ihrer Kompetenz wie auch organisatorisch überfordert ...«

Leygrafs Analyse ist nichts mehr hinzuzufügen. Und sie zeigt ein Dilemma auf. Denn völlig aus dem Blick gerät häufig, worum es bei den Diskussionen eigentlich geht: um Sexualstraftäter einerseits, um den Schutz von Opfern andererseits – und letztlich damit auch um den Umgang der Gesellschaft mit dieser Problematik.

Wegschließen: Der vermeintlich sicherste Weg

Freiheitsstrafe – meist ohne Hilfe

Im Jahr 1970, vor knapp 30 Jahren, haben allein im bevölkerungsreichsten Bundesland Nordrhein-Westfalen 858 Straftäter wegen Sexualdelikten eingesessen: 853 Männer und 5 Frauen. Das waren 9,2 Prozent der in Strafhaft und Sicherungsverwahrung befindlichen Personen. 1996 waren es 810 Männer und 9 Frauen wegen der gleichen Delikte – zusammen machten sie 8,9 Prozent der Gefängnisinsassen aus. Die 26 Jahre Zeitunterschied haben keine wesentliche Veränderung der Inhaftierungszahlen gebracht. Allerdings eine enorme Veränderung in der Wahrnehmung durch die Bevölkerung. Eine durch die verschiedenen Medien oft leichtfertig forcierte Darstellung erweckt die völlig falsche Vorstellung von einer erheblichen Zunahme an Sexualstraftätern.

Doch was geschieht mit den Inhaftierten, den Weggeschlossenen hinter den Gefängnismauern? Im schlimmsten Falle, so muß wohl leider gesagt werden, nichts. Seit 1993 ist z.B. – bis 1996 – die Zahl der Psychologen (einschließlich der Soziologen!) im Strafvollzug Nordrhein-Westfalens mit 108 Mitarbeiterinnen und Mitarbeitern unverändert. Das heißt, daß Sexualstraftäter zwar ihre Strafe absitzen, dieses jedoch ohne jede Veränderung ihrer psychischen und persönlichen Fixierung geschieht und sie den Strafvollzug daher ganz sicher nicht »gebessert« verlassen. So galt Ronny R., der neben den Morden an

Christina N. und Ulrike E. weitere Sexualstraftaten gestanden hat, für die er zum Teil bereits verurteilt worden war, für den Strafvollzug als normaler Straftäter.[56] Lediglich seine Trunksucht war als problematisch gesehen worden. Wegen guter Führung kam R. vorzeitig auf Bewährung frei, nachdem der Anstaltsleiter und der Schlossermeister sich positiv über ihn geäußert hatten.[57]

Haftstrafen alleine, dies ist mehr als deutlich, helfen nicht. Eher wohl im Gegenteil. Das kann allerdings nicht im Sinne einer Gesellschaft sein, die ihre potentiellen Opfer ja gerade vor diesen Tätern schützen will.

Lange Haft macht Täter noch aggressiver

Hohe Freiheitsstrafen werden von vielen Menschen als jenes Signal der Gesellschaft gesehen, das einzig und allein Sexualtäter von ihrem Vorhaben abbringen könnte. Allein die Androhung dieser Sanktion werde sie davon abhalten, erneut solche Straftaten zu begehen. »Sexualstraftäter, die sich zudem noch an Kindern vergangen haben, gehören lebenslänglich hinter Gitter. Diese Kinder leiden auch ein Leben lang darunter.« Der Leserbrief einer erbosten Frau in der WAZ spricht »Volkes Stimme«. Er bezog sich auf eine Meldung der Deutschen Presseagentur (WAZ vom 24.1.1998), daß Bewährungshelfer vor einer »allgemeinen Strafverschärfung bei Sexualdelikten« warnten, sie gar für »Quatsch« hielten. Peter Andryszak, Sprecher der Bundesarbeitsgemeinschaft der Bewährungshelferinnen und Bewährungshelfer, machte in dieser Meldung deutlich, warum: »Wohnung weg, Arbeitsplatz weg, Freunde weg – Ergebnis ist

[56] Peinliche Pannen gab es übrigens auch bei der Polizei. Obwohl es Hinweise auf den Täter aus der Bevölkerung gegeben hatte, führte erst seine Speichelanalyse zum Erfolg, die er im Rahmen des Massentests für einen »genetischen Fingerabdruck« mit der DNA-Analyse abgegeben hatte.

[57] »Etwas ganz, ganz Schlimmes.« Das Geständnis des Kinderschänders Ronny R. wirft erneut die Frage auf, ob Sexualstraftäter durch psychiatrische Gutachten erkannt oder gar geheilt werden können, in: Der Spiegel, Nr. 31, 1998, S. 64f.

ein höheres Rückfallrisiko.« Der Strafrechtler und Psychologe Lorenz Böllinger gibt in derselben Meldung noch folgendes zu bedenken: »Zwar müssen Körperverletzung und Vergewaltigung angemessen bestraft werden, lange Haftstrafen könnten aber Persönlichkeitsstörungen der Täter noch verschlimmern.« Dies sicher um so mehr, wenn es keine Auseinandersetzung des Täters mit der Tat gegeben hat.

Dies sehen auch Kriminologen so: »Scharfe Strafvorschriften haben ... bei Sexualdelikten nicht die geringste abschreckende Wirkung und lassen die Häufigkeit der Taten unverändert, da sie zumeist nicht aus rationalen Motiven, sondern aus irrationalen und emotionalen Beweggründen heraus begangen werden. Die Verhängung und der Vollzug einer Freiheitsstrafe ist als Reaktionsform auf Sexualdelikte denkbar unzureichend. Der Schaden, der mit dem Vollzug einer Freiheitsstrafe bei Sexualdelinquenten angerichtet wird, übersteigt meist bei weitem ihren Nutzen. Die entsozialisierende Wirkung, die der Vollzug der Freiheitsstrafe auf die Strafgefangenen hat, wird bei Sexualstraftätern durch mehrere Faktoren verstärkt.

– Die Bestrafung des Sexualkriminellen hat neben der Vergeltung und der Sicherung das Ziel, sexuell inadäquate Verhaltensweisen abzubauen.

– Dieses Ziel wird durch den Vollzug einer Freiheitsstrafe in der Regel nicht nur verfehlt, sondern in sein Gegenteil verkehrt.

– In der Strafanstalt befinden sich die Gefangenen, die von ihren Sexualpartnerinnen getrennt und in einer rein männlichen Gemeinschaft untergebracht sind, in der Lage eines ›sexuellen Notstands‹.

– Dies begünstigt die Entwicklung abweichender sexueller Verhaltensweisen.

– Homosexuelle Praktiken und Masturbation sind unter Strafgefangenen weit verbreitet.

– Die Strafanstalt bietet dem Sexualstraftäter daher nicht nur keine Gelegenheit, ein sozial akzeptiertes heterosexuelles Verhalten zu erlernen.

– Sie fördert im Gegenteil gerade die Fortsetzung eines Lernprozesses, in dessen Verlauf sich der Straftäter abweichende Sexualpraktiken zu eigen macht. Das Fehlverhalten des Sexualstraftäters wird in der Strafanstalt eher vertieft und erweitert als verändert.

– Hinzu kommt, daß der soziale Status des Sexualstraftäters unter seinen Mitgefangenen außerordentlich niedrig ist. Dies gilt insbesondere für den Kinderschänder. Er ist sozial isoliert und vielfältigen Demütigungen und Degradierungsprozessen seitens seiner Mithäftlinge und seitens des Gefängnispersonals ausgesetzt. Diese Bedingungen sind geeignet, das ohnehin schon geringe Selbstwertgefühl des Sexualstraftäters weiter zu schwächen und zu erschüttern. Er ist besonders gefährdet, Opfer homosexueller Vergewaltigungen im Gefängnis zu werden.«[58]

Am Beispiel der »lebenslangen« Freiheitsstrafe sei dieses Problem noch einmal ausführlicher angesprochen. Im Wahlkampf 1998 stellten die »Grünen« die lebenslängliche Freiheitsstrafe erneut auf den Prüfstand. Die Empörung der politischen Konkurrenz war entsprechend groß. Vor allem mit Blick auf Sexualstraftäter betonte beispielsweise der Generalsekretär der CDU, Peter Hintze,: »Lebenslänglich muß lebenslänglich bleiben«. Die Aufregung ist groß – jedoch nicht neu. Und die Frage danach, was »Lebenslänglich« bedeutet, ist letztlich nicht beantwortet. Zu verschieden sind beispielsweise in den einzelnen Bundesländern die Bedingungen dafür, wann ein »Lebenslänglicher« wieder in die Freiheit entlassen werden kann oder darf. Doch was heißt dann »Lebenslänglich« eigentlich? Die Vorstellung, daß der so verurteilte Straftäter bis zu seinem Lebensende hinter Gittern sitzen würde/müßte, ist zumeist falsch. Das Bundesverfassungsgericht (BVG) hat in einer Entscheidung 1977 betont, daß der Resozialisierungsgedanke auch für »Lebensläng-

58 Ursula Schneider/Hans Schneider, Sexualkriminalität, in: Die Psychologie des 20. Jahrhunderts, Bd. XIV, Auswirkungen auf die Kriminologie. Delinquenz und Gesellschaft, hrsg. von Hans Joachim Schneider, Zürch 1981, S. 353f. (Hervorhebungen mit Spiegelstrichen von mir; W. K.).

liche« gelten müsse. Noch einmal daran erinnert hat das BVG, als es 1998 die gerechtere Gefangenenentlohnung anmahnte.

In seinem Beitrag »Die ›guten Gründe‹ der lebenslangen Freiheitsstrafe – und was davon übrig bleibt« zeigt der Passauer Jurist Professor Doktor Bernhard Haffke[59] Perspektiven auf, die zu denken geben. Er zitiert u.a. aus dem Urteil des Landgerichts Verden vom 5. März 1976, das Anlaß für die Entscheidung des Bundesverfassungsgerichts vom 21. Juni 1977 war. Er beschreibt darin die Auffassung des Landgerichtes, das »die absolute Androhung der lebenslangen Freiheitsstrafe bei Mord für verfassungswidrig erachtete«. Und Haffke faßt die Argumentation des Gerichtes folgendermaßen zusammen:

»1. Soweit die ›Volksmeinung‹ die lebenslange Freiheitsstrafe als selbstverständlich betrachtet, kommt ihr eine verfassungsrechtliche Legitimation nicht zu. ›Es ist vielmehr‹, schreibt das Landgericht Verden, ›die Aufgabe aller staatlichen Stellen, ... dem Grundrechtsverständnis zuwiderlaufenden verfassungswidrigen Meinungen und Bestrebungen aufklärend entgegenzutreten‹.

2. Die Strafzwecke der *Vergeltung* und der *Sühne* (Hervorhebungen hier und später im Original; W. K.) haben in einem säkularen Staat verfassungsrechtlich keinen Bestand. ›Verfassungskonform ist staatliche Tätigkeit auf soziologisch-diesseitige Zwecke zu beziehen.‹

3. Die *abschreckende* Wirkung der lebenslangen Freiheitsstrafe ist empirisch nicht belegt. Allein die *Vermutung* einer solchen Wirkung rechtfertigt jedoch keine Maßnahme, die den Täter endgültig aus der Gemeinschaft ausschließt.

4. Schließlich aber widerstreitet das verfassungsrechtliche Gebot der Resozialisierung der Androhung und Vollstreckung der lebenslangen Freiheitsstrafe.

[59] Bernhard Haffke, Die »guten Gründe« der lebenslangen Freiheitsstrafe – und was davon übrigbleibt, in: Komitee für Grundrechte und Demokratie (Hg.), Lebenslange Freiheitsstrafe: Ihr geltendes Konzept, ihre Praxis, ihre Begründung, Köln 1993, S. 143ff.

5. Allein der Strafzweck der *Sicherung ist* ›die einzig rationale und verfassungsrechtlich relevante Rechtfertigung für den Vollzug einer lebenslangen Freiheitsstrafe‹. Die dafür erforderliche Feststellung lebenslanger Gefährlichkeit läßt sich jedoch im Erkenntnisverfahren praktisch gar nicht treffen; und darüber hinaus ist empirisch belegt, daß die Rückfallgefahr gerade bei Mördern sehr gering ist.«[60]

Haffke verschließt sich auch nicht dem Argument, das das Bundesverfassungsgericht ergänzend beigetragen hat. »Obwohl es in der Einschätzung vorsichtiger ist als das Landgericht Verden, kommt auch das BVG nicht um die Erkenntnis herum, daß der Vollzug der lebenslangen Freiheitsstrafe zu einer die Menschenwürde verletzenden, deformierenden Persönlichkeitsveränderung führen kann ... Anknüpfend an seine frühere Rechtsprechung ... hebt es den ›Anspruch‹ jedes Straftäters ›auf Resozialisierung‹ hervor und versteht darunter, ›daß auch dem zu lebenslanger Freiheitsstrafe Verurteilten grundsätzlich eine Chance verbleiben muß, je seine Freiheit wiedererlangen zu können‹ ... Der Charakter dieser Rechtsprechung, der ohne Doppelzüngigkeit der Sprache nicht auskommt, ist offenkundig: Diente das Resozialisierungsargument dem Landgericht Verden noch dazu, die lebenslange Freiheitsstrafe an sich für verfassungswidrig zu erachten, so wird jetzt seine Reichweite auf Vollstreckung und Vollzug der lebenslangen Freiheitsstrafe begrenzt, das Wort ›Lebenslang‹ beibehalten, ›jedoch das spezifische Strafübel, das im Lebenslangen dieser Freiheitsstrafe liegt‹, beseitigt.«[61]

Auf die Folgen, die lange Freiheitsstrafe gerade für Sexualstraftäter haben, hatte ich bereits hingewiesen. Es gilt also in Zukunft vor allem darauf zu achten, daß die bereits bestehenden Möglichkeiten rechtlicher Sanktionen ausgeschöpft werden.

[60] Ebenda, S. 145f.

[61] Ebenda, 146f.

Das letzte Mittel – die Sicherungsverwahrung

Die Sicherungsverwahrung ist sicher das »letzte Mittel« des Staates, die Gesellschaft vor solchen Tätern zu schützen, die nicht mehr zu »bessern« sind; sei es durch krankhafte Persönlichkeitsstörungen oder aggressive Brutalität etc.

Die Änderungen im Rahmen des »Gesetzes zur Bekämpfung von Sexualdelikten und anderen gefährlichen Straftaten« vom 14. November 1997 haben auch hier zu einer Verschärfung geführt: »Hat ein Täter zwei Sexual- oder Gewaltstraftaten begangen, für die das Gericht mindestens jeweils zwei Jahre Freiheitsstrafe als angemessen erachtet und wird er wegen dieser zwei Taten insgesamt zu mindestens drei Jahren Freiheitsstrafe verurteilt, so kann das Gericht auch ohne frühere Verurteilung Sicherungsverwahrung verhängen. Praktisch bedeutet dies, daß bereits bei der ersten Wiederholungstat vom Gericht die Sicherungsverwahrung, d.h. die Unterbringung des Täters in einer Justizvollzugsanstalt auf Dauer angeordnet werden kann.

Zum anderen hebt das Gesetz die bislang bei der ersten Anordnung vorgesehene Beschränkung der Sicherungsverwahrung auf zehn Jahre auf, da es mit den berechtigten Sicherheitsinteressen der Bevölkerung nicht in Einklang zu bringen ist, einen Straftäter zwingend nach Ablauf von zehn Jahren aus der Sicherungsverwahrung zu entlassen, wenn seine hochgradige Gefährlichkeit fortbesteht.«[62]

Die Hürde, die ein solcher Täter nehmen müßte, wäre ein Gutachten, das ihn als jemanden beschreibt, der keine Gefährdung für die Allgemeinheit mehr erwarten läßt. Doch wer will sich zu dieser Prognose durchringen?

[62] Pressemeldung des Bundesjustizministeriums vom 14. November 1997.

Therapeutische Radikalismen: Der sicher fraglichste Weg

Nur der Vollständigkeit halber sei hier auf drei Wege hingewiesen, mit denen der Versuch unternommen wird, die aggressiven Komponenten von Sexualstraftätern zu reduzieren. Denn wird von manchen lauthals ein radikales »Kopf ab« gefordert, erwägen andere leiser – aber nicht weniger ausdrücklich – scheinbar humanere Methoden wie die biologische, die chemische Kastration oder hirnorganische Chirurgie am »Lustzentrum«. Doch auch hier müssen die Folgen bedacht werden. Andreas Marneros spricht daher auch von einem »therapeutischen Radikalismus«, der zu diesen Therapieformen greift.

Kastration:
Sie ist wohl der massivste, weil nicht mehr revidierbare Eingriff in die biologische Situation von Tätern. Zwar gibt es durch das »Kastrationsgesetz« strenge Maßstäbe für die Anwendung dieser medizinischen Maßnahme. Fast überraschen muß jedoch, daß es noch sechs bis sieben Menschen pro Jahr sind, die laut Prof. Reinhard Wille kastriert werden.[63] Als großen Erfolg lobt Wille diese Maßnahme. So seien von 104 Männern, die sich freiwillig haben kastrieren lassen, lediglich 3 Prozent rückfällig geworden. Jedoch 43 Prozent der Sexualstraftäter, deren Antrag auf Kastration abgelehnt worden war. Wille und Beier sehen in ihrer 1997 publizierten Studie nicht nur den Opferschutz, sondern auch positive Aspekte für die betroffenen Täter: Sind sie doch der Meinung, daß eine mißglückte Sexualität auch Quelle von Frustration, Leid und Verstimmungen sein kann. Marneros gibt aber zu bedenken: »Die chirurgische Kastration hat viele Kritiker, vor allem wegen der Unwiderruflichkeit der Maßnahme. Sie reduziere die Problematik nur auf eine somatische Ebene und diene der Befriedigung der Selbstbestrafungstendenzen der Betroffenen. Nach Ansicht der Kritiker dieser Methode ist die

[63] Auskunft des Kieler Sexualmediziners vom 11. August 1998.

psychologische Komponente, die Persönlichkeit des Betroffenen, viel wichtiger als die Biologie.«[64]

Chemische Kastration:
Sie soll der »Triebdämpfung« von Sexualstraftätern durch pharmakologische Behandlung dienen. Vorab: Durch Stimulationen im Hirn wird normalerweise in den Hoden Testosteron produziert. Über bestimmte Verbindungen zum Hirn hin wird dadurch auch die Libido, also die sexuelle Lust (der »Geschlechtstrieb«) gesteigert. Durch Hormonblocker, die einmal im Monat gespritzt werden, wird die Bildung von Testosteron in den Hoden innerhalb von zwei Wochen gestoppt. Bei anderen Präparaten wie Androcur, das als Tablette täglich eingenommen oder als Depotspritze verabreicht wird, wird ebenfalls die Bildung von Testosteron unterdrückt. Zwar ist die chemische Kastration nicht endgültig, wie die biologische Kastration es ist. Problematisch ist hier jedoch, daß die Störung des Täters nicht in seinem Sexualtrieb, sondern in seiner Persönlichkeit, seiner Psyche begründet ist. »Es passiert schon nicht, weil ich ja das Medikament habe«, könnte jener Täter denken, der medikamentös so eingestellt wurde. Seine innere Einstellung, seine Haltung zu seinem Problem, hat sich dadurch jedoch nicht geklärt. Problematisch sind aber auch Nebenwirkungen wie die Gynäkomastie. Hier entwickeln sich bei den männlichen Klienten nach langer Einnahme Brüste wie bei einer Frau ... Auch das Risiko einer Nicht-Einnahme des Medikaments muß gesehen werden. Chemische Kastration kann daher wohl eher als zusätzliches therapeutisches Angebot, ein Zwischenweg, eine Brücke zu einer Persönlichkeitsentwicklung hin sein. Entscheidender wird allerdings wohl eine psychotherapeutische Maßnahme werden, die zu Verhaltensänderungen des Klienten führt. Dies ist jedoch ein längerer Weg.

[64] Andreas Marneros, Sexualmörder, S. 233f.

Hirnchirurgische Eingriffe:
Als eine andere Form des »therapeutischen Radikalismus« bezeichnet Andreas Marneros die Psychochirurgie. »Damit versuchten Neurochirurgen, bestimmte Zentren im Gehirn, die den Hormonhaushalt regulieren, außer Funktion zu setzen. Dies war ein Irrweg, der außer Veränderungen der Persönlichkeit oder hirnorganischen Schädigungen kaum Ergebnisse zeigte.«[65] Andere sehen dies anders. »Der Trieb sitzt nicht im Hoden, sondern im Hirn. Ich bin deshalb zutiefst davon überzeugt, daß die Forschung die Aufgabe hat, die Hypersexualität von Triebverbrechern am Ort ihrer Entstehung zu minimieren oder gar auszuschalten.« Professor Dr. Wolfgang de Boor, emeritierter Psychiater, »trägt seine Gleichung mit Verve vor«.[66] Die Alternative ist für ihn eindeutig: »Lebenslang hinter Gitter oder stereotaktischer Minieingriff in das Gehirn.« Emmrich: »Die Stereotaxie ist eine Methode, mit der Ärzte in Bruchteilen von Millimetern genau bestimmte Hirnregionen operieren können. Funktioniere der Eingriff, sagt de Boor, ›wäre die Gesellschaft optimal geschützt: Denn wenn es keinen Trieb mehr gibt, gibt es auch keine Triebverbrecher.‹ ... De Boor kennt die Hürden für die Debatte um die Hirnoperation in der ›Zwangskastration im Dritten Reich‹ und ›der magischen und irrationalen Scheu der Menschen vor dem Hirn‹. In einem Teil des Gehirns, dem sogenannten limbischen System, ortet de Boor unter Berufung auf neurowissenschaftliche Studien einen Bezirk, den er als ›Lustareal‹ bezeichnet. Und wer den Sitz der Hypersexualität kenne, könne dort auch eingreifen. De Boor: ›Das ist doch eine diskutable Sache‹.« Im Gespräch (mit mir; W.K.) räumt de Boor allerdings auch ein, daß dies wohl nicht vor den nächsten 20–30 Jahren realisierbar sei. Der Bonner Neurochirurg Detlef B. Linke dämpft dann auch die allzu gro-

65 Andreas Marneros, Sexualmörder, S. 233f.

66 Michael Emmrich, Was Sie schon immer über Sex wissen wollten. Mediziner glauben, mit Hirnoperationen Triebtäter von ihrem verbrecherischen Tun abhalten zu können, in: Frankfurter Rundschau vom 22. Juli 1998.

ßen Erwartungen, die in diese Methode gesetzt werden. »Wer über Sexualität rede, müsse wissen, daß er von einem gesellschaftlich geformten Phänomen spreche. Sexualität sei immer Bestandteil eines facettenreichen Lebens. Werde sie isoliert betrachtet, sei dies ein ›Theorienkonstrukt‹. Außerdem seien in der Sexualitätsforschung bisher nur wenige Areale im Gehirn betrachtet worden. Dabei werde häufig unterschlagen, daß die Befunde in einem ›Interpretationsrahmen‹ stünden und nicht objektiv seien. Das Konzept, die ›Pathologie an einem Ort zu lokalisieren‹, greift für Linke zu kurz. Im Gehirn, sagt Linke, laufen komplexe Interaktionen ab: ›Man kann nicht sagen, daß die Zerstörung einer Region ein ganz bestimmtes neues Verhaltensmuster bewirkt. Denn es kommt dann zu Umstrukturierungen in dem Gesamtsystem. Man kann nicht davon ausgehen, daß man mit einem Eingriff ein sichereres Resultat hätte als bei psychologischen Interventionen. Sexualität ist persönlichkeitsintegriert und kann nicht wie ein Stein aus einer Mauer herausgebrochen werden.‹«[67]

Therapieren: Der wahrscheinlich beste Weg

Therapie und Strafe – oft erfolgreich

Etwa 2.500 Menschen werden derzeit bundesweit im Maßregelvollzug innerhalb von psychiatrischen Kliniken behandelt. Es fällt allerdings auf, daß von den 4.700 Tätern, die im Jahr 1994 verurteilt wurden, lediglich 51 Straftäter als »psychisch krank« eingestuft worden sind. Das ist nur wenig mehr als gerade 1 Prozent! Nur ein vergleichsweise kleiner Teil der Straftäter, die wegen eines Sexualdelikts verurteilt werden, wird daher auch psychologisch oder psychiatrisch behandelt.

So hatte Rolf D., der im Januar 1997 die zehnjährige Kim sexuell mißhandelte und dann erdrosselte, zwar als Jugendlicher

[67] Michael Emmrich, Was Sie schon immer ..., Frankfurter Rundschau vom 22. Juli 1998.

bereits 1979 ein Kind getötet. Verurteilt wurde er damals jedoch nicht wegen eines Sexualdeliktes, sondern wegen Totschlags zu einer sechsjährigen Jugendstrafe. Eine psychiatrische oder psychologische Therapie fand während seiner Haftverbüßung nicht statt, denn er galt ja nicht als »krank«, und die Tat hatte nach Auffassung des Gerichtes »keinen eindeutig sexuellen Hintergrund«.

Ausdrücklich abgelehnt hatte das Landgericht Oldenburg jetzt auch im Dezember 1997, als es D. zu einer lebenslangen Freiheitsstrafe verurteilte, ihn in die Psychiatrie einzuweisen. Und dies, obwohl er neben dem Mord an dem Mädchen auch wegen sexueller Nötigung und gefährlicher Körperverletzung an zwei elf und dreizehn Jahre alten Jungen verurteilt worden war. Das Gericht war folgender Meinung: »Angemessen therapiert werden kann der Angeklagte im Strafvollzug der JVA Celle in Haus 1.«[68] Warum eine Therapie überhaupt nötig sei, wenn er doch angeblich gar nicht psychisch krank ist, war der mündlichen Urteilsbegründung, auf die der Beitrag der »Frankfurter Allgemeinen Zeitung« fußte, leider auch nicht zu entnehmen. »Es ist fahrlässig, einen Menschen nach so einer Tat ohne eine Unterbringung in der forensischen Psychiatrie einfach wieder aus der Haft zu entlassen«, sagt der Bremer Psychologe und Strafrechtler Lorenz Böllinger in einem Gespräch mit der Deutschen Presseagentur. Und er fürchtet: »Ohne eine Unterbringung und entsprechende Behandlung kann es sein, daß den Mann seine pathologischen Züge immer wieder überkommen.« Es macht also keinen Sinn, einen Täter nur für möglichst lange Zeit wegzuschließen. Er braucht eine angemessene Therapie.

Wie könnte diese »angemessene Therapie« aussehen? – sofern der Täter überhaupt therapiefähig ist. Denn auch dieses Problem stellt sich. Tatsächlich gibt es doch eine sehr geringe Zahl von Sexualstraftätern, die nicht therapierbar sind – jedenfalls nicht nach bisherigen pharmakologischen oder therapeutischen Erkenntnissen. Der Aachener Psychoanalytiker Micha

[68] Lebenslange Freiheitsstrafe für Rolf D., in: Frankfurter Allgemeine Zeitung vom 9. Dezember 1997.

Hilgers gibt zu bedenken, daß »viele Straftäter gegenwärtig über viele Jahre, manchmal bis zur Verbringung in gerontopsychiatrische Einrichtungen im Maßregelvollzug bleiben, jedoch immerhin mit der – eventuell illusionären Hoffnung – doch noch freizukommen. Ändert sich diese Perspektive für die Patienten, wird die Wahrscheinlichkeit von Geiselnahmen oder anderen schweren Gewalttaten zum Zweck der Flucht erheblich ansteigen. Für die Sicherung besonders gewalttätiger ›krimineller‹ Patienten sind die forensischen Kliniken überhaupt nicht ausgerüstet. Wären sie dies oder werden sie entsprechend nachgerüstet (wie dies teilweise gegenwärtig geschieht), widerläuft dies den therapeutischen Anliegen gegenüber den behandelbaren Patienten. Daher müssen unbehandelbare Patienten in besonderen, von den anderen forensischen Einrichtungen getrennten Institutionen verwahrt werden.«[69] Dr. Uta Kröger, Psychotherapeutin an der van der Hoeven-Klinik im niederländischen Utrecht, sprach in ihrem Vortrag während des Symposiums in Maria Laach »Was tun mit den Sexualstraftätern?« beispielsweise von einem »separaten Appartement mit Telefonanschluß« – man wolle dann dort einmal anrufen, wenn man therapeutisch weiter sei. Diese nur kleine Gruppe von Tätern, die in den Niederlanden als »dauerhaft gefährlich« bezeichnet werden, machte jedoch lediglich einen Anteil von etwa 5 Prozent aus.

Andere Täter haben andere Schwierigkeiten. Sie müssen erst noch für sich erkennen, daß sie eine Therapie brauchen. Gerade pädophile Täter neigen in starkem Maß dazu, sich nicht als behandlungsbedürftig zu sehen. Sexualstraftäter »bekennen nicht, leugnen, bagatellisieren, spalten ab, haben keinen Leidensdruck ... und produzieren, wie Süchtige, immer weiter Opfer. Ruud Bullens und ... die überwiegende Mehrheit von Tätertherapeuten setzen dem eine einleuchtende Konsequenz entgegen: Der feh-

[69] Micha Hilgers, Nicht alle sind so, wie wir sie gerne hätten. Sechsundzwanzig Thesen zum Maßregelvollzug für psychisch kranke Straftäter: Behandlung ist möglich, Heilung nicht, in: Frankfurter Rundschau vom 13. Juni 1998, S. 21.

lende eigene Leidensdruck des Täters muß durch einen äußeren Druck ersetzt werden; dies ist z.B. die gerichtliche Auflage, Therapie zu machen. Das bedeutet, daß Sexualstraftäter entweder je nach Fall bereits zu einer Bewährungsstrafe verurteilt werden mit der Auflage, sich einer Therapie zu unterziehen, oder daß beispielsweise zu Strafhaft Verurteilte im Hinblick auf eine vorzeitige Entlassung, etwa zum Zweidrittelzeitpunkt, entlassen werden können mit der Auflage, ihre Problematik therapeutisch zu bearbeiten.«[70]

Andere könnten jedoch so therapiert werden, wie dies bei dem bereits erwähnten Symposium »Was tun mit den Sexualstraftätern« in Maria Laach vorgestellt wurde. Von ihren Erfahrungen an der Utrechter van der Hoeven-Klinik hatte die Psychotherapeutin Uta Kröger dort berichtet. In der Auseinandersetzung mit dem Delikt soll der untergebrachte Patient lernen, seine Impulse zu dem delinquenten Verhalten unter Kontrolle zu bringen. So wird mit ihm aufgearbeitet, in welcher Situation er sich bei der Tat befunden hat, wie seine Gefühle und Gedanken waren und wie er sich verhalten hat.

In der Folge geht es dann darum,

- Risikofaktoren zu erkennen,
- angemessene Problemlösungen anzuwenden,
- Problemen aktiv und konstruktiv gegenüberzustehen,
- realistische (Behandlungs-)Ziele zu stecken,
- die allgemeinen Lebensumstände zu verbessern,
- externe Kontrollmöglichkeiten zu organisieren.

Da allerdings bei jedem Täter sehr unterschiedliche Störungen vorliegen, die zu dem Delikt mit beigetragen haben, wird es sehr darauf ankommen, jeweils individuelle Lösungen für den einzelnen Täter zu finden, um eine Therapie zu gestalten, die den Täter heilt – und potentielle Opfer damit weitgehend zu schützen in der Lage ist.

[70] Franz Pasel, »Wie kannst Du nur mit diesen Leuten arbeiten?« oder Eine Wegbeschreibung zur Tätertherapie aus der Sicht eines Familientherapeuten, in: sozialmagazin 20(1995), Heft 4, S. 28.

Rückfallquote ist geringer nach gelungener Therapie

Besondere Bedeutung gewinnen aus Sicht der Bevölkerung vor allem sogenannte »Wiederholungstäter«, Sexualstraftäter, die »rückfällig« geworden sind. So wurde Rolf D. sehr schnell als »Wiederholungstäter« bezeichnet. Und auch bei der elfjährigen Christina N. aus Strücklingen ging die Polizei davon aus, daß sie von einem »Wiederholungstäter« getötet wurde. Ronny R., ihr Mörder, war tatsächlich einschlägig vorbestraft, das heißt wegen Sexualdelikten. Für Rolf D. traf dies jedoch so eindeutig nicht zu. Und auch Ronny R. galt ja gar nicht als »Sexualtäter«.

Für viele steht fest: »Wer einmal eine Frau vergewaltigt hat, wird es wieder tun. Wer sich einmal an einem Kind vergangen hat, ist eine lebende Zeitbombe.« So nachzulesen in »Psychologie heute« vom August 1998. Doch diese Einschätzungen halten neueren Untersuchungen nicht stand, die jetzt veröffentlicht wurden. »Eine Analyse von 61 Studien entlarvt die öffentliche Meinung als Vorurteil. Von 23.393 Sexualverbrechern haben nur 13,4 Prozent vier oder fünf Jahre nach ihrer Entlassung eine weitere sexuelle Straftat begangen. Diejenigen, die rückfällig wurden, hatten einige Merkmale gemeinsam:

> Sie zeigten sexuell abweichendes Verhalten,
> führten einen kriminellen Lebensstil und
> brachen therapeutische Programme vorzeitig ab.«[71]

Für die Psychologen R. Karl Hanson und Monique T. Bussière steht daher fest: »Wir haben nun verläßliche Beweise dafür, daß jene Sexualstraftäter, die ein Therapieprogramm bekommen und durchhalten, vor einem Rückfall geschützter sind als jene, die eine Behandlung verweigern oder erst gar nicht angeboten bekommen.«[72]

[71] Sexualstraftäter: Nur wenige werden rückfällig, in: Psychologie heute, Heft 8, S. 17. Die Ergebnisse der Studie von R. Karl Hanson und Monique T. Bussière erschienen unter dem Titel »Predicting Relapse: A Meta-Analysis of Sexual Offender Recidivism Studies« in : Journal of Consulting and Clinical Psychology, 66(1998), Nr. 2.

[72] Ebenda.

In der Bundesrepublik stehen solche Untersuchungen erst noch am Anfang, liegen genauere Zahlen erst ansatzweise vor. Doch es gibt auch hier positive Entwicklungen. Als »extrem unsicher« schätzt beispielsweise der Leitende Medizinaldirektor des psychiatrischen Landeskrankenhauses Moringen in Niedersachsen die Entlassungsprognose – und damit unter anderem auch das Risiko von Rückfällen – nur bei fünf bis zehn Prozent seiner Patienten ein. Das ist im Vergleich gesehen nicht viel.

Um erstmals exaktere Daten über die Rückfälligkeit von Sexualstraftätern zu bekommen, befaßt sich seit kurzem die Kriminologische Zentralstelle in Wiesbaden unter Leitung von Prof. Dr. Rudolf Egg in einem Forschungsprojekt um »Legalbewährung und kriminelle Karrieren von Sexualstraftätern«.

Drei Gruppen von Sexualdelikten haben Egg und seine Mitarbeiter herausgegriffen, auf die sie sich beziehen:

- sexueller Mißbrauch,
- sexuelle Gewaltdelikte (Vergewaltigung und sexuelle Nötigung in der alten Fassung des Gesetzes),
- Exhibitionismus und Erregung öffentlichen Ärgernisses.

Von Urteilen aus dem Jahr 1987 hat das Institut Auszüge des Bundeszentralregisters zu Verurteilten angefordert und ist dabei, sie rückblickend nach den folgenden Angaben auszuwerten:

- Angaben zu den verurteilten Personen (Alter, Geschlecht, Nationalität)
- Angaben zu den konkreten Straftatbeständen
- Art und Höhe der Sanktionierung (Strafe, Maßregel)
- Vollstreckung (Aussetzung, Widerruf)
- Vorbelastung und Rückfall (einschlägig und nicht einschlägig) im Lebenslängsschnitt.

Erste Ergebnisse dieser Auswertungen sind jetzt nachzulesen.[73] Aus der Strafverfolgungsstatistik ergibt sich demnach, daß 1995

[73] Rudolf Egg, Zur Rückfälligkeit von Sexualstraftätern. Manuskript für

in den westlichen Bundesländern der Bundesrepublik rund 5.500 Menschen wegen einer Straftat gegen die sexuelle Selbstbestimmung verurteilt wurden. Darunter:

2.000 wegen sexuellen Mißbrauchs von Kindern,
1.020 wegen Vergewaltigung.

49,2 Prozent dieser Verurteilten, jeder zweite also, wiesen frühere Verurteilungen auf. Bei Fällen von Vergewaltigung waren es sogar 61,2 Prozent. Nicht feststellbar ist allerdings anhand dieser Daten, ob die Verurteilung einschlägig war oder nicht.

Ausgewertet hat das Wiesbadener Institut nun 4.933 Registerauszüge, die der Kriminologischen Zentralstelle im Dezember 1996 anonymisiert zur Verfügung gestellt wurden. Zehn Stichproben mit insgesamt 750 Fällen wurden für die Zeit von 1987 bis August 1997 ausgewertet:

103 Fälle einer Verurteilung wegen sexuellen Kindesmißbrauchs;
73 Fälle wegen einer solchen in besonders schwerem Fall;
168 Fälle wegen Vergewaltigung.

Verglichen wurden auch

117 Fälle von einschlägigen Rückfällen
50 Fälle von nicht rückfälligen Tätern.

Beim sexuellen Mißbrauch von Kindern ergab sich, daß es sich überwiegend um Ersttäter oder nicht einschlägig Vorbestrafte handelte. Jeder zweite erhielt innerhalb der zehn Jahre zwar eine weitere Eintragung im Bundeszentralregister, nur 20 Prozent davon waren jedoch einschlägig. Bei den schweren Fällen lag die Rückfallquote nur bei etwa 12 Prozent. Neuerliche Delikte von Rückfalltätern lagen überwiegend im Bereich von Eigentums- und Vermögensdelikten.

Eine höhere kriminelle Vorbelastung ergab sich bei der Gruppe der wegen Vergewaltigung Verurteilten. Weniger als 30 Prozent waren hier Ersttäter. Die überwiegende Mehrzahl der Vor-

das Buch H.-L. Kröber/K.-P. Dahle, Sexualstraftaten und Gewaltdelinquenz. Empirische Daten zu Verlauf und Behandlung, Heidelberg 1998.

strafen bezog sich auf andere Delikte. Einschlägig vorbestraft, also wegen Vergewaltigung, waren nur 18,5 Prozent der Täter. Rund 14 Prozent wurden einschlägig rückfällig, 46 Prozent wegen anderer Delikte, 40 Prozent hatten keine weiteren Eintragungen innerhalb dieser zehn Jahre.

Die Rückfälligkeit liegt also bei den untersuchten Delikten bei etwa 12 bis 20 Prozent. »Diese Werte bestätigen nicht die in der Bevölkerung in jüngster Zeit vielfach geäußerten Ängste einer extrem hohen Gefährdung durch immer wieder rückfällige Sexualstraftäter«, schreibt dann auch als Fazit Rudolf Egg.[74] Andererseits dürfe diese Tätergruppe auch nicht verharmlost werden. Er widerspricht aber auch der Einschätzung, »daß Sexualstraftaten, vor allem Mißbrauchsdelikte an Kindern, überwiegend von triebgestörten Gewalttätern mit großer krimineller Energie und hoher Rückfallgefahr begangen werden«.[75]

Ein anderes Fazit ist für Egg, die »Möglichkeiten einer breit angelegten Sozialtherapie verstärkt anzuwenden, insbesondere bei solchen Tätern, die einschlägig vorbelastet sind und sexuelle Gewalttaten begangen haben.«

Die Erfahrungen zeigen also sehr deutlich, daß therapierte Sexualstraftäter weniger oft rückfällig werden als andere. Die Rückfallquote bei Sexualstraftätern, die im Maßregelvollzug untergebracht waren, liegt bei 27 Prozent (nur 5–6 Prozent davon fielen mit ähnlich schweren Taten auf). Im sonstigen Strafvollzug liegt sie bei 60 Prozent, also gut doppelt so hoch.[76] Der Leiter des Essener Forensischen Institutes, Professor Norbert Leygraf, geht davon aus, daß eine Therapie im Durchschnitt »die Rückfallrate um fünfzig Prozent« senkt.[77]

[74] Rudolf Egg, Zur Rückfälligkeit ..., S. 8.

[75] Rudolf Egg, Zur Rückfälligkeit ..., S. 1.

[76] Jörn Hons, Die Rückfallquote im Strafvollzug liegt bei 60 Prozent, bei Sexualstraftätern nach Therapie nur bei 27 Prozent, in: Ärzte-Zeitung vom 20. Januar 1997.

[77] Ute Watermann, Wohin mit den Tätern? ...

Das größere Gefährdungspotential jedoch, so sagen forensisch erfahrene Psychiater, geht nicht von den im Maßregelvollzug weggesschlossenen, sondern von den 97 Prozent aller Sexualstraftäter aus, die im Gefängnis ihre Strafe verbüßen(!).

Es fehlen Therapieplätze

Nach Professor Norbert Leygraf müßten 1.000 neue Therapieplätze geschaffen werden. Die Deutsche Gesellschaft für Sexualforschung (DGfS) geht sogar davon aus, daß es 2.000 bis 3.000 zusätzliche Betreuungsplätze geben müßte. Das Dilemma hier ist jedoch groß. Es gibt nicht nur Schwierigkeiten damit, Täter ausreichend therapieren zu können, es fehlen sowohl das notwendige Geld als auch auch die entsprechenden Standorte. Auf die Schwierigkeiten des Maßregelvollzuges von Eickelborn habe ich ja bereits hingewiesen ...

Doch neben dem Maßregelvollzug sind es vor allem Gefängnisse, in denen Sexualstraftäter inhaftiert sind. Zwar werden manche Gefangene zu Psychotherapeuten außerhalb der Haftanstalt ausgeführt. Doch daran, daß einmal in der Woche 45 Minuten ausreichen sollten, einen Sexualstraftäter erfolgreich therapieren zu können, hat der Essener Forensiker Norbert Leygraf mit Recht große Zweifel.[78]

Weitere Schwierigkeiten bereitet der Mangel an »sozialtherapeutischen Anstalten«, Einrichtungen, die in den 70er Jahren schon als Alternative gesehen, jedoch nur sehr zögerlich umgesetzt wurden. Fehlte doch bereits damals vor allem das notwendige Geld (oder der politische Wille?), um diese Einrichtungen mit Sachmitteln und Personal auszustatten. Mit der Harmonisierung der Strafrahmen des Strafgesetzbuches war nun auch eine Änderung des Strafvollzugsgesetzes einhergegangen (vom 16. März 1976; zuletzt geändert durch Gesetz vom 24. März 1997). In Paragraph 6 wird nun angefügt, bei »Gefangenen, die wegen einer Straftat nach den Paragraphen 174 bis 180 oder 182

[78] XXVII. Symposion des Instituts für Konfliktforschung e.V., Köln, Was tun mit Sexualstraftätern?, 28./29. März 1998.

des Strafgesetzbuches verurteilt worden sind, ist besonders gründlich zu prüfen, ob die Verlegung in eine sozialtherapeutische Anstalt angezeigt ist.«[79] Zwar sieht das Gesetz die Einweisung vor. So heißt der neue Artikel 9 dieses Gesetzes

»(1) Ein Gefangener ist in eine sozialtherapeutische Anstalt zu verlegen, wenn er wegen einer Straftat nach den Paragraphen 174 bis 180 oder 182 des Strafgesetzbuches zu zeitiger Freiheitsstrafe von mehr als zwei Jahren verurteilt worden ist und die Behandlung in einer sozialtherapeutischen Anstalt ... angezeigt ist. Der Gefangene ist zurückzuverlegen, wenn der Zweck der Behandlung aus Gründen, die in der Person des Gefangenen liegen, nicht erreicht werden kann.

(2) Andere Gefangene können mit ihrer Zustimmung in eine sozialtherapeutische Anstalt verlegt werden, wenn die besonderen therapeutischen Mittel und sozialen Hilfen der Anstalt zu ihrer Resozialisierung angezeigt sind. In diesen Fällen bedarf die Verlegung der Zustimmung des Leiters der sozialtherapeutischen Anstalt.«[80]

Von diesen Anstalten gibt es aber einerseits viel zu wenig, und darüber hinaus ist die Unterbringung dort erst ab dem Jahr 2.003 eine Pflichtvorschrift, derzeit ist sie also noch eine Sollvorschrift.

Wie gut sind die Gutachter?

»Wer einigen Einblick in die Biographien von Sachverständigen und ihre derzeitige Lebenssituation hat, weiß einiges über die Lebenslinie vieler Sachverständiger, und er weiß auch viel darüber, warum diese Linie mitunter (nur für den Uneingeweihten überraschend) verlassen wird. Ein Sachverständiger, im allgemeinen bemüht, den Probanden zugänglich zu machen, empört sich über das, was ein Kollege zur Triebstruktur eines

[79] Bundesgesetzblatt, S. 161f.
[80] Ebenda, S. 162.

Angeklagten sagt. ›Triebe, Triebe‹, ruft er dazwischen. Im Saal sitzt die Ehefrau des Sachverständigen. Sie begleitet ihren Mann neuerdings zu auswärtigen Terminen. Der Sachverständige, der gerade ein Haus baut, hat etwas mit einer Kollegin angefangen, die erwartet ein Kind von ihm und will, daß er sich scheiden läßt. Es ist nur allzu verständlich, daß der Sachverständige dieser Tage ein problematisches Verhältnis zum Triebleben hat und es für unangemessen hält, der Triebstruktur in der Geschichte einer Tat Bedeutung zuzumessen.«[81] Sehr deutlich illustriert der langjährig erfahrene Gerichtsreporter Gerhard Mauz des »Spiegel« hier, welche Probleme sich bei der Begutachtung von Sexualstraftätern stellen können.

Ein anderes Beispiel: »Armin S., der Mörder von Epfach, war wegen sexuellen Mißbrauchs und Nötigung zu einer Strafe von vier Jahren und sechs Monaten verurteilt worden. Zwischen Dezember 1991 und Juni 1992 hatte er fünf Frauen und Mädchen (Alter: neun bis 23 Jahre) sexuell belästigt, mißhandelt und zu vergewaltigen versucht. Auch er war, wie bei guter Führung und günstiger Sozialprognose allgemein üblich, vorzeitig aus der Haft entlassen worden. Und dieser Fall ist bezeichnend für das tatsächliche Dilemma, in dem der Rechtsstaat bei der Behandlung von Sexualstraftätern steckt. Das nervenärztliche Gutachten für S. besorgte der ... Psychiater X[82]. X ist in Justizkreisen dafür bekannt, daß er an einem Täter fast nie pathologische Züge entdeckt, sondern vielmehr auf dessen volle Schuldfähigkeit pocht. Hardliner, die gern populäre Urteile fällen, bevorzugen seine rigorose Zuarbeit. Konsequenterweise entdeckte X an S. keine sexuelle Abartigkeit. Er bescheinigte ihm eine ›schwache männliche Identität‹, beschrieb ihn als Mann mit einem ›deutlichen Bedürfnis nach Nähe und Geborgenheit bei anderen Menschen‹. ›Deviante Anteile und Impulse‹ würde seine Sexualität ›nur in besonderen Krisen‹ aufweisen.

[81] Gerhard Mauz, in: Die Justiz vor Gericht. Macht und Ohnmacht der Richter, München 1990, 2. Aufl. 1993, S. 161f.

[82] Name anonymisiert (W. K.)

Resümee: ›Die Frage nach einer medizinisch definierten sexuellen Deviation im Sinn einer Perversion ist zu verneinen‹. Diese vermeintliche Härte gegenüber dem Täter bewirkte genau das Gegenteil der beabsichtigten Abschreckung. Wäre der Mann als eingeschränkt schuldfähig eingestuft worden und, statt im normalen Strafvollzug im sogenannten Maßregelvollzug – vulgo: einer Nervenklinik – gelandet, könnte Natalie noch leben.«[83]

Zwei Beispiele, die ein schwieriges Problem skizzieren. Wer lange genug Verfahren mit Gutachtern beobachtet hat, kann sie nur bestätigen. Ein »forensisches Lotteriespiel« nannte das »Institut für Konfliktforschung« die Schwierigkeiten, die sich aus der Beurteilung von Angeklagten oder Opfern (wenn sie beispielsweise Kinder sind) durch psychiatrisch-psychologische Sachverständige ergeben. So wie Richter sind auch Gutachter Menschen, die von äußeren Einflüssen geprägt sind. Zu befinden haben sie, ob – bei dem Straftäter – eine »tiefgreifende Bewußtseinsstörung« vorliegt, eine »schwere andere seelische Abartigkeit« oder eine »erhebliche Verminderung der Einsichts- und Steuerungsfähigkeit«. Um die verschiedenen Interpretationen einmal genauer herauszuarbeiten, um einmal hinzusehen, welche persönlichen Eigenschaften oder Wertorientierungen in Gutachten einfließen, hat die Kölner Professorin Irmgard Antonia Rode 12 Gutachter interviewt, die in Nordrhein-Westfalen häufiger von Landgerichten hinzugezogen werden, und die jeweils letzten 10 Gutachten von ihnen untersucht.

Ihre Kernfragen an die Sachverständigen lauteten:

1. Worin sehen Sie die Hauptgründe für kriminelles Verhalten?
2. Worin sehen Sie die Hauptgründe für psychische Erkrankungen?
3. Erleben Sie Ihre Sachverständigentätigkeit manchmal als konflikthaft?

83 »Was tun mit den Sex-Tätern?«, in: Focus Nr. 40 vom 30. September 1996, S. 57.

4. Sollte ein Sachverständiger in einem Begutachtungsprozeß als Person ins Spiel kommen?
5. Haben Sie selbst einmal ein Delikt im Sinne des Strafgesetzbuches begangen oder ist es für Sie vorstellbar, ein solches zu begehen?
6. Wie sollte der Staat auf kriminelles Verhalten reagieren? Bei wieviel Prozent der Fälle sind Strafen, bei wieviel Prozent der Fälle sind Maßnahmen (soziale, psychologische, medizinische) sinnvoll?

Drei Gruppen von Gutachtern wurden dann gebildet, die als »Aufgeschlossene«, als »Unentschiedene« und als »Traditionelle« bezeichnet wurden. Die Prognosen der Studie lauteten:

1. Bei Psychosen, schweren hirnorganischen Beeinträchtigungen und sehr hohem Blutalkoholspiegel des Begutachteten kommen sowohl »aufgeschlossene« als auch »traditionelle« Psychiater zum Schluß erheblich eingeschränkter bzw. aufgehobener Steuerungsfähigkeit.

2. Bei Affekttaten, Neurosen, Triebanomalien, Suchterkrankungen kommen die »traditionellen« Psychiater mit hoher Wahrscheinlichkeit zum Schluß uneingeschränkter Steuerungsfähigkeit, die »aufgeschlossenen« Psychiater hingegen mit hoher Wahrscheinlichkeit zum Schluß erheblich eingeschränkter bzw. aufgehobener Steuerungsfähigkeit.

Das Ergebnis verblüffte nicht:

»– Je eher psychosoziale Gründe für kriminelles Verhalten und für psychische Erkrankungen angegeben werden,
– je stärker die Sachverständigentätigkeit als konflikthaft erlebt wird,
– je eher der Sachverständige glaubt, seine Person komme bei der Gutachtertätigkeit ins Spiel,
– je eher auch er sich nicht von der Möglichkeit frei sieht, in Ausnahmesituationen kriminelle Handlungen begehen zu können,
– je öfter er soziale, psychologische und medizinische Maß-

nahmen als Konsequenz krimineller Verhaltensweisen für sinnvoll hält,

desto häufiger kommt der Sachverständige in seinem Gutachten zum Schluß verminderter oder aufgehobener Steuerungsfähigkeit des Delinquenten.«[84]

Das psychiatrische Wissen wie *sein* psychiatrisches Wissen soll der Gutachter mit in die Beurteilung von Straftätern einbeziehen. Andreas Marneros hat dafür ein sehr plastisches Bild gewählt: »Sie sollten sich den Sachverstand eines Psychiaters so vorstellen: Sein Wissen steht nicht in einem leeren, sterilen Raum. Es steht vielmehr in einem eng gedrängten Raum, zusammen mit seiner Persönlichkeit, mit seinen Überzeugungen, mit der Schule, aus der er kommt, mit der Praxis, die er hinter sich hat.

Die Pflicht des sachverständigen Psychiaters ist es, den anderen Bewohnern dieses Raumes bei der Erstattung seines Gutachtens die Tür zu weisen. Und die Tür zuzumachen, so daß der Raum nur für das objektive Wissen zur Verfügung steht. Das ist nicht immer möglich. Der Sachverständige muß aber mindestens versuchen, alle anderen Bewohner des Raumes in die Ekke, dicht an die Wand zu treiben, so daß viel, viel Raum für das Wissen bleibt. *Sein* Wissen soll mit *dem* Wissen möglichst identisch sein ...«[85]

Fast wie ein Vermächtnis wirkt in diesem Zusammenhang, was der Hamburger Psychiater Eberhard Schorsch in seinem Buch »Kurzer Prozeß? Ein Sexualstraftäter vor Gericht« schrieb: »Gutachtertätigkeit ist Aufklärungsarbeit im Einzelfall – und zwar in einem zweifachen Sinn von Aufklärung: als wissenschaftlich rationale Versachlichung einerseits, als Aufdekkung von Verstehbarkeit andererseits. Diese Aufklärungsbe-

[84] Irmgard Antonia Rode, Zur Ideologie des Sachverständigen, in: Wolfgang de Boor / Bernhard Haffke (Hg.), Psychiatrisch-psychologische Sachverständige im Strafprozeß. Glück oder Pech im forensischen Lotteriespiel, Schriftenreihe des Instituts für Konfliktforschung e.V., Heft 19, Essen 1998.

[85] Andreas Marneros, Sexualmörder, S. 80.

mühungen stoßen auf Widerstände eines Systems von Strafe, Sühne, Vergeltung – ein System, das auch noch im Gewande der rationalen Systematik des Strafrechts seine Wurzeln im vorwissenschaftlich Archaischen hat. Bei Sexualdelikten werden der Widerstand gegen eine wissenschaftliche Versachlichung, das Sträuben, sich auf Verstehbarkeit einzulassen, bei der Justiz wie bei der Öffentlichkeit besonders deutlich. Dies geht gelegentlich so weit, daß sich der Gutachter Empörung und anonyme Bedrohungen einhandelt, als sei er wenn nicht Komplize, so doch heimlicher Claqueur einer solchen Untat.«[86]

Wie soll nun ein qualifizierter Sachverständiger eine Prognose stellen, ob jemand aus dem Maßregelvollzug entlassen werden kann oder nicht? Der Druck auf ihn wird noch größer werden, als er ohnehin schon ist. Und wehe ihm, wenn »etwas passiert«.

Leider gibt es vergleichsweise nur wenige qualifizierte forensische Gutachter, die zudem lang feststehende Termine im Voraus und damit lange Wartelisten haben. Und es gibt noch Mängel in der Ausbildung. Denn wie soll ein forensischer Gutachter an dieses für ihn, den Täter, das Gericht und die Öffentlichkeit notwendige Wissen kommen, wenn bereits 15 Stunden (!) »Forensikerfahrung« insgesamt ausreichen, um als Gutachter auftreten zu können.[87]

[86] Eberhard Schorsch, Kurzer Prozeß? Ein Sexualstraftäter vor Gericht, Hamburg 1995, S. 24.

[87] Micha Hilgers, Nicht alle sind so ... in: Frankfurter Rundschau vom 13. Juni 1998.

V. Die Gesellschaft und ihre Sexualstraftäter

Sexualität, Sexualstraftäter und neue Wege
Anmerkungen zu einem widersprüchlichen Verhältnis

»Was lehren uns die Skandalprozesse der Gegenwart?« ist der Vortrag betitelt. Referent ist Adolf Stoecker, der Berliner Hofprediger. Man schreibt das Jahr 1901, und Zuhörer sind in Leipzig Teilnehmer der XII. Allgemeinen Konferenz der deutschen Sittlichkeitsvereine. Stoecker wettert: »Die Vergehen und Verbrechen gegen die Sittlichkeit sind in meinem engeren Vaterlande Preußen in acht Jahren ... um das Doppelte gewachsen, von 7.400 auf 14.700 ... Die Verbrechen wachsen über das Verhältnis der Verbrechen und die Sittlichkeitsverbrechen an Kindern unter 14 Jahren über das Verhältnis der Sittlichkeitsverbrechen hinaus. Das ist eine Leiter, die nach unten führt. Es giebt Himmelsleitern, die nach oben führen. Es giebt auch Höllenleitern, die die Menschen in den Abgrund bringen. Die Unzucht ist solch eine Höllenleiter ...«[88] Hintergrund seiner Empörung ist unter anderem der Prozeß gegen den Berliner Bankier Sternberg. Der war angeklagt »fortgesetzt mit einer Vielzahl von Mädchen unter 14 Jahren und in speziell dazu angemieteten Berliner Wohnungen ›unzüchtige Handlungen‹ begangen zu haben.«[89] Zusammen mit ihm müssen sich mehrere Vermieterinnen verantworten, die der Kuppelei beschuldigt werden. Besonders oft zitiert wird ein erst zwölf- oder dreizehn Jahre altes Mädchen, das den Bankier zunächst schwer belastet hatte, die Aus-

[88] Brigitte Kerchner, »Unbescholtene Bürger« und »gefährliche Mädchen« um die Jahrhundertwende. Was der Fall Sternberg für die aktuelle Debatte um sexuellen Mißbrauch an Kindern bedeutet, in: Historische Anthropologie. Kultur – Gesellschaft – Alltag, 6(1998), Heft 1, S. 8.

[89] Ebenda, S. 10ff.

sage später jedoch zurückzog. Möglicherweise unter Druck. Bestechung soll bei diesem Prozeß ebenso eine Rolle gespielt haben wie Vertuschung. Stoecker: »Aus der großen Masse von Freveln taucht ... als etwas ganz besonders Furchtbares der Prozeß Sternberg empor, ein Prozeß, dessen Geschichte sich länger als ein Jahrzehnt hinzieht, bisher unerreicht an Scheußlichkeit.« Er sieht den Fall als Skandal. Und mehr: »Wenn Stoecker die ›Unzucht‹ skandalisiert und am ›Fall Sternberg‹ ins Extreme steigert, dann bringt er augenscheinlich auch jene Modernisierungsängste zum Ausdruck, die die Zeitgenossen stark in Anspruch nahmen. Denn hinter der fast explosionsartigen Beschäftigung mit sexueller Devianz um 1900 lauert offenbar immer auch eine Angstwelle. Etwa die Furcht vor Depersonalisierung, die Angst vor der Desintegration der Nation oder vor staatlichen Kontrollverlusten. Und insgesamt die Befürchtung, daß die Körper den andrängenden Reizen der modernen großstädtischen Kultur nicht mehr standzuhalten vermögen. So thematisierten die Körperdiskurse auch das Erschrecken vor der durch die Industrialisierung ausgelösten Veränderung der gesellschaftlichen Verhältnisse, vor der Auflösung traditionaler Sozialnormen und vor der durch die Urbanisierung verursachten neuen Mobilität der Körper.«[90]

Nichts neues unter der Sonne? Kurz vor der nächsten Jahrhundert-/Jahrtausendwende ist das Thema Sexualstraftäter wieder im Gespräch, wird es für manche zur Zerreißprobe. Das hat zahlreiche Gründe.

Sexualität ist akzeptiert. Und mehr als das. Zu beobachten ist nämlich in gleicher Weise eine Übersexualisierung von Bereichen, die über Jahrzehnte tabu waren oder als Tabu galten. »Sex grenzenlos« heißt dann – konsequenterweise? – beispielsweise auch eine Fernsehserie, die Mitte 1998 über »Die Edelhuren von Berlin«, »Scharfes Amsterdam«, »Der Wilde Osten«, »Der Puff von Barcelona« etc. berichtet. In Talkshows treten Gäste auf, die

[90] Ebenda, S. 12.

über ihre abstrusesten sexuellen Vorlieben berichten. Filme, die an der Grenze zur Pornographie sind oder sie überschreiten, werden vom Fernsehen ausgestrahlt. Zeitungskioske sind voll mit Zeitschriften und Illustrierten, die ihren Umsatz mit nicht oder wenig bekleideten Frauen in die Höhe treiben etc.

Mit dieser gesellschaftlichen Übersexualisierung sind nicht ausreichend Bemühungen einhergegangen, ein Bewußtsein für Sexualität zu schaffen, das sich an menschenwürdigen Rahmenbedingungen orientiert, das eine ganzheitliche Sicht des Menschen in Erinnerung bringt. Es geht nicht darum zu moralisieren. Aber es geht um eine neue ethische Orientierung, die verlorengegangen scheint.

Die Vorstellung, ihre Phantasien nicht auch in die Realität umzusetzen, scheint heute für viele Menschen inakzeptabel geworden zu sein. Alles ist machbar, scheint die Devise zu sein. Kinderpornographie, Sex mit Kindern etc. zeigen dies. Doch wo eigenes Verhalten weitgehend toleriert und selbst-entschuldigt wird, bekommt »der andere« bald die Grenzen der eigenen Wünsche zu spüren. Ihm will man »es zeigen«. Wie hatte doch Enzensberger gesagt: »Die Rolle des Verbrechers als eines Sündenbocks der Gesellschaft ist uralt; sie prägt sich aber unter den gegenwärtigen Bedingungen besonders deutlich aus. Je mehr Schuld sich im Ganzen ansammelt, je diffuser ihr Zusammenhang, je anonymer und unsichtbarer ihre Quelle, desto dringlicher wird es, sie an deutlich kenntlichen Einzelpersonen abzureagieren.«

Hier ist der Blick auch noch einmal auf die zu lenken, die im Namen der Gesellschaft »Recht« sprechen. Denn so wie der Staat als Gesetzgeber sind ja auch die Richter selbst in gesellschaftlichen Bezügen, die sie prägen: »Die Hüter von Recht und Ordnung sind letztlich Spiegel der Gesellschaft, in der sie leben. Warum sollten sie sich anders verhalten, als die gängige Sozialpsychologie uns lehrt, nämlich von den Spannungen dieser Gesellschaft nicht frei zu sein? Die Befolgung der hinter den objektiven gesetzlichen Forderungen stehenden Einflüsse vollzieht sich lautlos, fast unmerklich, permanent. Die Robe ist sicher nicht der einzige Mantel, der zwischen jenen Einflüssen und der Rechtsanwendung steht.«[91]

All dies hat Konsequenzen:
Sexualstraftäter brauchen nicht »Rache« sondern »Recht«. Dies hat die Vielzahl der Fakten dieses Buches gezeigt. Dringend notwendig ist daher ein neuer Umgang mit Sexualstraftätern. Es darf dabei nicht um gegenseitige Entwürdigungen gehen, nicht um einseitige Schuldzuschreibungen.

Dieses Buch will die individuelle wie kollektive Ratlosigkeit bei der Problematik um Sexualstraftäter aufbrechen. Es zeigt zwar auf, daß es schreckliche Taten sind, die sie begehen. Es trägt mit den Fakten jedoch auch dazu bei, den Dialog für einen angemessenen Umgang mit ihnen anzustoßen.

Dazu gehören die aufgezeigten konkreten Schritte, die einerseits Hilfen für die Sexualstraftäter darstellen und damit andererseits einen sinn- und wirkungsvollen Opferschutz bedeuten.

[91] Norbert Kückelmann, »Und höret nur, wie bös er war.« Die Justiz als Wächterin der Moral, in: Moral, Kursbuch 60, Berlin 1980, S. 182f.

Exkurs:
Sexuelle Gewalt gegen Kinder weltweit

Kinderprostitution und Sextourismus

Gewalt gegen Kinder hat viele Facetten. Mit zu den schäbigsten gehören wohl jene der sexuellen Ausbeutung durch Kinderprostitution und Sextourismus.

Im *Artikel 34* der »Kinderrechtskonvention« der Vereinten Nationen verpflichten sich die Vertragsstaaten explizit dazu, Maßnahmen zu ergreifen, die verhindern, daß »Kinder

a) zur Beteiligung an rechtswidrigen sexuellen Handlungen verleitet oder gezwungen werden;

b) für die Prostitution oder andere rechtswidrige Praktiken ausgebeutet werden ...«

Pädophile Übergriffe haben in Zeiten von weltweitem Tourismus über den Kreis von Familie oder kleinen Zirkeln hinaus weltweite Dimensionen angenommen. Eine Studie zu Fragen von Aids, Sex und Tourismus der Freien Universität von Berlin hat beispielsweise ergeben, daß deutsche Urlauber am Sextourismus einen bedeutenden Anteil haben. Bei drei Wochen Urlaub haben solche Kindersextouristen demnach 8 junge Mädchen »verbraucht« ...

Unicef, das Kinderhilfswerk der Vereinten Nationen und EC-PAT (End Child Prostitution in Asian Tourism) aus dem thailändischen Bangkok geben folgende Zahlen dafür an, wo und wieviele minderjährige Prostituierte ihre jungen Körper an Sextouristen verkaufen:

Bangladesh	10.000 (zwischen 12 und 16 Jahren)
Brasilien	250.000 bis 500.000
China	200.000 bis 500.000
Indien	400.000 bis 500.000

Kambodscha	2.000
Nepal	200.000
Pakistan	40.000 (aus Bangladesh)
Philippinen	50.000 bis 100.000
Sri Lanka	10.000 bis 15.000 (überwiegend Jungen)
Taiwan	100.000
Thailand	200.000 bis 800.000
USA	100.000 bis 300.000
Vietnam	6.000

Doch dabei bleibt es nicht. Denn seitdem Länder wie Thailand o.a. allzu eindeutig bekannt sind, weichen Pädophile in weniger einschlägig bekannte Länder wie zum Beispiel Madagaskar und die baltischen Staaten aus ...

Vor allem Mädchen zwischen 14 und 18 Jahren sind es nach Angaben des weltweit recherchierenden Hilfswerkes Unicef, die zu Opfern von Sextouristen werden. Die Altersgrenze verschiebt sich jedoch immer weiter nach unten. Vor allem deshalb, weil aus Angst vor einer Aids-Infizierung von den Freiern immer jüngere Prostituierte bevorzugt werden. Insgesamt, so schätzt das Kinderhilfswerk der Vereinten Nationen, gehen etwa zwei Millionen Mädchen und Jungen der Kinderprostitution nach, allein in Asien sollen es nach Angaben der Internationalen Arbeitsorganisation der UNO (ILO) etwa eine Million sein.

Betroffen sind Kinder aus den verschiedensten familiären und sozialen Zusammenhängen. So werden Kinder von ihren eigenen Familien verkauft, von Kinderhändlern verschleppt oder von Bordellbesitzern versklavt. Konkrete Zahlen belegen beispielsweise, daß in Kambodscha Mädchen zwischen 12 und 17 Jahren für 80 Dollar an Bordelle in Phnom Penh verkauft werden. Von Thailand wird berichtet, daß 63 Prozent der Mädchen in den Bordellen von Bangkok durch ihre eigenen Eltern vermittelt worden sind. (Das hat übrigens auch zur Folge, daß sich das soziale Wertesystem im Dorf der Eltern negativ verändert. Denn die Nachbarn, die davon erfahren, wollen auch an diesem neuen »Reichtum« partizipieren und geben ebenfalls ihre Kinder weg ...)

Andere Jugendliche, so notiert Unicef, prostituieren sich, um ihren Drogenkonsum zu finanzieren. Berichtet wird auch von Straßenkindern, die sich lieber prostituieren als zu betteln. Denn die Bettelei erscheint ihnen gefährlicher und beschämender.

Einen Teilerfolg hat ECPAT inzwischen bereits für sich verbuchen können. So fand im August 1996 in Stockholm ein Weltkongreß gegen Kinderhandel, Kinderpornographie und Kinderprostitution statt. 1997 wurde die Organisation mit der »Goldenen Palme '97« ausgezeichnet, einem Preis, der sonst an Unternehmen der Reisebranche geht. Bereits 1992 hatte die Organisation Touristen, Geschäftsreisende und Angehörige von Streitkräften dazu aufgefordert, die Kinder zu achten, die in den von ihnen besuchten Ländern leben. Verantwortliche in den Regierungen und Gesetzeshüter sollten entsprechende Maßnahmen treffen und auf ihre Einhaltung drängen, damit der Schutz von Kindern gewährleistet wird. In der Erklärung heißt es unter anderem: »Kinder sind verwundbar. Sie brauchen den Schutz des Gesetzes, Beachtung von Seiten der Regierung, die Bestätigung ihrer Rechte und unsere besondere Fürsorge.

Wie die Lotusknospe durch Schmutz und Schlamm dringt
um zu vollendeter Schönheit zu erblühen
so entschlossen sind wir
den Kindern Asiens zu helfen
sich vom Schmutz und Schlamm derer zu befreien
die sie mißbrauchen
damit sie heranwachsen
zu jungen Menschen voll Anmut und Würde.

Wir verpflichten uns, dafür zu arbeiten, daß der Kinderprostitution in Asien ein Ende gesetzt wird.«[92]

[92] Erklärung in Ron O'Grady, Gebrochene Rosen. Kinderprostitution und Tourismus in Asien, Unkel/Bad Honnef 1992, S. 164.

Bei einem Kongreß im kanadischen Victoria kamen im März 1998 erstmals betroffene Kinder und Jugendliche selbst zu Wort, um vom Staat Schutz einzufordern. Nicht die Sextouristen, sondern sie, so beklagten sie, würden von der Polizei festgenommen, schikaniert, verurteilt und ins Gefängnis geworfen. Ihre Entkriminalisierung sei aber der entscheidende Schritt dahin, in die Gesellschaft zurückkehren zu können. In einem Aktionsplan entwarfen sie Vorschläge für Sozialarbeit, Veränderungen der Gesetze zu einer entschiedeneren strafrechtlichen Ahndung sexueller Ausbeutung und Zuhälterei sowie Maßnahmen für eine »Hilfe zur Selbsthilfe«.[93]

Aufmerksamkeit will auch das Kinderhilfswerk »terre des hommes« mit einer neuen Aktion wecken. Nachdem die Menschenrechtsgruppe bereits mit einigen deutschen Reiseveranstaltern wie TUI, NUR und STUDIOSUS Vereinbarungen darüber getroffen hat, daß deren Vertragshotels keine Anlaufstellen mehr für Pädophile sein sollen, gibt es nun eine neue Initiative. Mit einem Filmspot, der in Flugzeugen gezeigt wird, werden einerseits Reisende angesprochen, die noch keine oder wenig Informationen zum Problem des Sextourismus haben. Andererseits jene, die bisher zwar Sextouristen wahrgenommen, dann aber weggeschaut und sie nicht angezeigt haben. Bei der Präsentation dieser Spots betonte die Bundesjugendministerin Christine Bergmann dann auch, daß es Ziel der Politik sein muß, »sexuellen Mißbrauch von Kindern von Anfang an zu verhindern ...«[94]

Kinderprostitution ist aber nicht nur ein Phänomen von verarmten Dritte-Welt-Staaten. Mädchen und Jungen aus Tschechien, Polen, Rumänien, Ungarn (Budapest wird heute das »Bangkok Europas« genannt), Rußland, aber auch aus Deutschland sind Opfer pädophiler Täter.

[93] Gerd Braune in: Jugendliche Opfer des Sexgeschäfts treten aus dem Schatten, in: Frankfurter Rundschau vom 17. März 1998.

[94] Pressemitteilung des Bundesministeriums für Familie, Senioren, Frauen und Jugend vom 20. November 1998.

Und es gibt offensichtlich Verbindungen zwischen Kinderprostitution einerseits und Kinderpornographie andererseits.

Deutlich muß dabei aber vor allem sein und bleiben, daß Kinderpornographie nicht ohne sexuelle Gewalt gegen Kinder denkbar ist.

Wahre Horrorszenarien hat die Zeugin Regina Louf im Ermittlungsverfahren gegen den Belgier Marc Dutroux beschrieben: »Wenn die 28jährige ... ihre Geschichte erzählt, funkeln die wachen Augen. Die junge Frau berichtet von ihrem früheren Leben als ›Kinderhure‹, von brutalen ›Sexparties‹, Kinderschänderbanden, Folter und Mord. Sie erzählt, langsam, sicher und immer der Reihe nach. Wie eine Lehrerin, die ihren Schülern einen schwierigen Stoff vermitteln muß. Regina Louf beschreibt eine pädophile Clique, die seit den achtziger Jahren über sechzig Mädchen auf ›Sexparties‹ mißhandelt habe. Einige Mädchen – sie habe es selbst gesehen – seien später ermordet worden.«[95] Und Regina Louf ist kein Einzelfall, wie das Schicksal von Manuel Schadewald aus Berlin zeigt. Seit 1993 wird der Junge vermißt. Jetzt will seine Mutter ihn erkannt haben – auf einem Pornovideo. Aufmerksam geworden ist die Frau auf den Pornofilm durch eine Bürgerinitiative, die sich unter dem Namen »Werkgoep Morkhoven« eigentlich als Lobby für diskriminierte Rollstuhlfahrer gegründet hatte. Jetzt entlarvte sie jedoch eine Gruppe von international operierenden Pädophilen, die Kinder im Alter zwischen 6 und 13 Jahren für Pornofilme mißbraucht haben soll. Die Spuren führen nach Berlin, zu Pädophilenbordellen in Rotterdam und Amsterdam sowie nach Portugal. Auch Manuel Schadewald soll dorthin entführt worden sein – ein konkreter Nachweis dazu fehlt allerdings.[96]

[95] Elisabeth Wehrmann / Stefan Willeke, Das Trauma von Belgien. Der Untersuchungsbericht über die Kindermorde zeigt einen korrupten Staat, in: Die Zeit, Nr. 9 vom 19. Februar 1998.

[96] A. Baumann / R. Eibl, Suche nach Manuel in einer Welt der Perversion. Wie eine belgische Bürgerinitiative einen Kinderschänder-Ring entlarvte und auf den Fall eines vermißten Berliner Jungen stieß, in: Die Welt vom 28. November 1997.

Kinderpornographie und Internet

Kinderprostitution und Kinderpornographie haben – das ist nicht zuletzt nach den Funden im niederländischen Zandvoort deutlich geworden – enge Schnittstellen, Verbindungen. Durch die technischen Möglichkeiten, die es inzwischen gibt, bleibt es aber nicht bei Kinderprostitution und Sextourismus durch den direkten Kontakt von Tätern zu Kindern. Durch BTX-Mailboxen, Newsgroups und Web-Seiten im Internet wird Kinderpornographie auch in der »Ersten« Welt konkret.

Beispielsweise kommen 85 Prozent der Nachfrage an Kinderpornographie aus den Ländern Europas und den Vereinigten Staaten. Doch trotz der Verbote, die es dort gibt, wurden in den USA 1993 lediglich 39 Gerichtsurteile wegen Kinderpornographie gefällt. Und allem Anschein nach sind die Kinderpornokreise ebenso eng wie international miteinander verbunden:

– In Kolumbien wurde im Februar 1997 nach sechsmonatigen Ermittlungen ein deutsches Ehepaar festgenommen, das unter dem Verdacht steht, Kinderpornos gedreht zu haben. Die Verbindungen des Paars sollen auch nach Deutschland und Frankreich geführt haben. Die Kinderpornos, die mit den eigenen zehn und vierzehn Jahre alten Kindern des Ehepaares gedreht worden waren, wurden für Summen zwischen 5.000 und 10.000 US-Dollar nach Europa verkauft, wie Rechnungen des Paares an Bezieher auswiesen.

– Im Februar 1998 wurden im Schweizer Kanton Tessin Kinderpornos sichergestellt. Der Mieter der Wohnung war bereits zuvor in Luxemburg verhaftet worden. Auch hier sollen es mehrere Länder sein, auf die sich die Untersuchungen der Staatsanwaltschaft erstrecken. Und vermutet wird auch, daß die Filme einem internationalen Kinderporno-Ring gehören könnten.

– In Frankreich hat eine Selbstmord-Serie die Öffentlichkeit nach einer Razzia wegen Kinderpornographie beschäftigt, bei der 323 Personen vernommen wurden. In Bordeaux hatte sich ein Lehrer das Leben genommen und war damit bereits der vierte mutmaßlich betroffene Mann. Die landesweiten Ermittlungen hatten sich vor allem gegen Händler und Bezieher von Kinderpornos gerichtet.

Und die Konsumenten von Kinderporno-Videos sind auch in den Mailboxen und Netzwerken des Internets zu finden. Von den etwa 50 Millionen Menschen, die im Internet surfen, soll jeder zweite nach Sex suchen, wie die Fernsehsendung »DAS digital!« am 29. Mai 1997 berichtete. Zwar gebe es etwa eine Million Dateien mit pornographischem Inhalt, die unter anderem über Newsgroups auch durch Onlinedienste wie T-Online, AOL oder CompuServe erreichbar sind. Die Zahl der Anzeigen jedoch bleibt dahinter enorm zurück. So waren es bei der Hamburger Polizei 1996 lediglich 30 Anzeigen wegen Kinderpornographie im Netz.

Das Anbieten von Kindern zum sexuellen Mißbrauch gehört dabei ebenso zu den bislang beobachteten Straftaten wie die Verbreitung und Vermittlung von Kinderpornographie. Begriffe wie »Kind« oder »Lolita« werden dabei allerdings eher nicht verwendet. »Angebote für seriöse Kenner« oder die »aufgelöste Privatsammlung« wird dem potentiellen Käufer offeriert. Gearbeitet wird auch mit Codes, um nicht ganz so auffällig zu werden:

»14 +« beispielsweise bedeutet, daß ein Junge unter 14 Jahren,

»14 –« bedeutet, daß ein Mädchen unter 14 Jahren gesucht wird.

»Kontakte zu über 18jährigen« meinen solche zu unter 14jährigen Kindern.

Problematisch ist die Verfolgung der weltweiten Vernetzung dieser kinderpornographischen Inhalte in elektronischen Mailboxen oder dem Internet aus sehr verschiedenen Gründen.

Im März 1998 gab die Münchener Polizei bekannt, daß ihr ein »Schlag gegen die Verbreitung von Kinderpornographie im weltumspannenden Datennetz Internet gelungen« sei. »Zwei Münchener seien ermittelt worden, die jeweils mehr als 1.000 Bilder auf ihrer Festplatte gespeichert hatten. Einer der Männer sei zudem Mitglied eines Klubs gewesen, der im Internet Kinderpornographie austauschte. Insgesamt wurden 54 Beschuldigte aus 19 Staaten als Klubmitglieder ermittelt. Drei Beschuldigte stammen aus Deutschland. Beim ›Internet-Surfen‹ war die Münchener Polizei zudem auf den sogenannten ›Lolita‹-Klub mit Sitz in Belgien gestoßen.« Dessen Mitglieder hatten ebenfalls Kinderpornographie ausgetauscht. »Ein 30 Jahre alter Grafikdesigner aus München habe jede Woche etwa 50 kinderpornographische Bilder bekommen und weiterversendet.«[97]

Welche juristischen Sanktionen darauf jedoch folgen, bleibt abzuwarten. Das Urteil gegen den ehemaligen Deutschland-Chef des Online-Dienstes CompuServe, Felix Somm, und die Debatten darum zeigen dies drastisch. Der Bundesgerichtshof hat jetzt beispielsweise den Freispruch gegen den 32jährigen Kraftfahrer und seine 37jährige Lebensgefährtin bestätigt, die als »Sado-Henker« und »Lederhexe« bekannt geworden waren. Ihnen war vorgeworfen worden, »im Internet sadistischen Sex mit Kindern angeboten zu haben. Das Landgericht Traunstein hatte die beiden Betreiber eines Sado-Maso-Studios im August von den Hauptvorwürfen freigesprochen, weil es keine Beweise für die Ernsthaftigkeit des Angebotes fand ... Die Angeklagte habe Kunden-Gespräche als Spiel bezeichnet, das außer Kontrolle geraten sei; ... Das Angebot sei insoweit als ›widerliches, menschenverachtendes Geschwätz‹ zu werten gewesen, nicht jedoch als eine öffentliche Aufforderung zu einem Verbrechen. Die Angeklagten hatten ein zehn- bis vierzehnjähriges Mädchen in einem Folterkeller für 12.000 Mark angeboten. Schuldig gesprochen wurden sie wegen Prostitution.«[98]

Problematisch ist hier vor allem, daß es rechtlich kaum Möglichkeiten gibt, die Verstöße solcher Täter zu sanktionieren. Zwar ist beispielsweise in Deutschland Besitz und Verbreitung von Kinderpornographie verboten. Ähnliche Gesetze gibt es in Österreich, in Großbritannien, Kanada, Norwegen und den

[97] Polizei entdeckt »Lolita-Club«. Kinderpornographie im Internet, in: Frankfurter Allgemeine Zeitung vom 5. März 1998, S. 13.

[98] BGH bestätigt Freispruch für »Sado-Henker«, in: Frankfurter Rundschau vom 8. April 1998.

USA. In anderen Staaten sollen ebenso strafrechtliche Sanktionen folgen. Doch die Kontrollmöglichkeiten sind noch recht begrenzt. »Das Geschäft mit der Herstellung und Verbreitung von Kinderpornographie weist zum Teil schon Strukturen Organisierter Kriminalität auf«, beklagte bereits 1996 der nordrhein-westfälische Innenminister Franz-Josef Kniola. »Konspiratives Verhalten, arbeitsteiliges Vorgehen, skrupelloses Profitstreben und überregionale bis internationale Tatausführung sind häufig festzustellen.«[99]

Um dem entgegentreten zu können, fordert der Mainzer Medienrechtler Reinhart Ricker ein weltweites Verbot von Kinder- und Gewaltpornographie im Internet. Eine Kontrolle jedoch, so gibt er auch zu bedenken, sei allerdings gar nicht so leicht. Denn unter scheinbar kinderpornographischen Begriffen wie »Sex« oder »Gay« könnten sich auch Inhalte verbergen, die mit Kinderpornographie gar nichts zu tun haben, sondern einer sachlichen Information mit ernstem Hintergrund dienen.

Völlig verhindert werden kann die unbefugte Nutzung von kinderpornographischen Dateien wohl nicht. Sie können jedoch durch Netzfilter wie »Cyber Patrol«, »Net Nanny« oder »Net Shepherd« gesperrt werden. Solche Filter können beispielsweise durch die Eltern individuell eingestellt werden. Die Eltern können damit entscheiden, welcher Datenempfang für ihre Kinder ausgeschlossen werden soll. Hier wie anderswo ist also Eigeninitiative und -verantwortung gefordert.

Erfolg erhoffen sich die Fahnder im Netz jetzt unter anderem von der Software PERKEO. Das »Programm zur Erkennung kinderpornographischer eindeutiger Objekte« soll die Computernetze durchforsten und unter anderem kinderpornographische Inhalte feststellen.

Mehr als deutlich haben Gallwitz und Paulus in diesem Zu-

[99] Innenminister Kniola: Bund muß wehrlose Kinder vor skrupellosen Geschäftemachern schützen – Seminar der NRW-Polizei zu »Kinderpornographie« im Internet, Pressemitteilung des Innenministeriums NRW vom 13. Juni 1996.

sammenhang auf folgendes hingewiesen: »Zur Herstellung von Kinderpornos müssen Kinder beschafft werden. Oft sind dabei Gewalt, Entführung, Drogen oder Medikamente im Spiel.

Immer geht es dabei um Zwang, Täuschung, Erniedrigung, Vertrauensbruch und Verletzung.

Bei Kinderpornographie neuester Prägung geht es zunehmend um bizarre Inhalte, um Gewaltszenen, um Sexualmord, ja sogar um sexuelle Handlungen an toten Kindern. Kinderpornographie ist daher ein Verbrechen, nicht nur an der Würde des Menschen.«[100]

[100] Adolf Gallwitz / Manfred Paulus, Grünkram, S. 20.

Anhang

Gesetzliche Bestimmungen

Im 13. Abschnitt des Strafgesetzbuches sind all jene *»Straftaten gegen die sexuelle Selbstbestimmung«* zusammengefaßt, um die es in diesem Buch vor allem geht. Die wichtigsten Delikte sind hier noch einmal mit den dafür vorgesehenen Sanktionen des Strafrechts genannt:

Ungestörte sexuelle Entwicklung von Kindern und Jugendlichen:

Sexueller Mißbrauch von Kindern: (Paragraph 176)

»(1) Wer sexuelle Handlungen an einer Person unter vierzehn Jahren (Kind) vornimmt oder an sich von dem Kind vornehmen läßt, wird mit Freiheitsstrafe von sechs Monaten bis zu zehn Jahren, in minder schweren Fällen mit Freiheitsstrafe bis zu fünf Jahren oder mit Geldstrafe bestraft.

(2) Ebenso wird bestraft, wer ein Kind dazu bestimmt, daß es sexuelle Handlungen an einem Dritten vornimmt oder von einem Dritten an sich vornehmen läßt.

(3) Mit Freiheitsstrafe bis zu fünf Jahren oder mit Geldstrafe wird bestraft wer

1. sexuelle Handlungen vor einem Kind vornimmt,

2. ein Kind dazu bestimmt, daß es sexuelle Handlungen an sich vornimmt, oder

3. auf ein Kind durch Vorzeigen pornographischer Abbildungen oder Darstellungen, durch Abspielen von Tonträgern pornographischen Inhalts oder durch entsprechende Reden einwirkt.

(4) Der Versuch ist strafbar; dies gilt nicht für Taten nach Absatz 3 Nr. 3[101]

Schwerer sexueller Mißbrauch von Kindern: (Paragraph 176a)

»(1) Der sexuelle Mißbrauch von Kindern wird in den Fällen des Paragraph 176 Abs. 1 und 2 mit Freiheitsstrafe nicht unter einem Jahr bestraft, wenn

1. eine Person über achtzehn Jahren mit dem Kind den Beischlaf vollzieht oder ähnliche sexuelle Handlungen an ihm vornimmt oder an sich von ihm vornehmen läßt, die mit einem Eindringen in den Körper verbunden sind,
2. die Tat von mehreren gemeinschaftlich begangen wird,
3. der Täter das Kind durch die Tat in die Gefahr einer schweren Gesundheitsschädigung oder einer erheblichen Schädigung der körperlichen oder seelischen Entwicklung bringt oder
4. der Täter innerhalb der letzten fünf Jahre wegen einer solchen Straftat rechtskräftig verurteilt worden ist.

(2) Mit Freiheitsstrafe nicht unter zwei Jahren wird bestraft, wer in den Fällen des Paragraph 176 Abs. 1 bis 4 als Täter oder anderer Beteiligter in der Absicht handelt, die Tat zum Gegenstand einer pornographischen Schrift (Paragraph 11 Abs. 3) zu machen, die nach Paragraph 184 Abs. 3 oder 4 verbreitet werden soll.

(3) In minder schweren Fällen des Absatzes 1 ist auf Freiheitsstrafe von drei Monaten bis zu fünf Jahren, in minder schweren Fällen des Absatzes 2 auf Freiheitsstrafe von einem Jahr bis zu zehn Jahren zu erkennen.

(4) Mit Freiheitsstrafe nicht unter fünf Jahren wird bestraft, wer das Kind in den Fällen des Paragraph 176 Abs. 1 und 2

1. bei der Tat körperlich schwer mißhandelt oder
2. durch die Tat in die Gefahr des Todes bringt.

(5) In die in Absatz 1 Nr. 4 bezeichnete Frist wird die Zeit nicht

[101] Die nachfolgenden Paragraphen sind hier zitiert nach der Textausgabe »Strafgesetzbuch«, Stand 1. April 1998, 3. Aufl., München 1998.

eingerechnet, in welcher der Täter auf behördliche Anordnung in einer Anstalt verwahrt worden ist. Eine Tat, die im Ausland abgeurteilt ist, steht in den Fällen des Absatzes 1 Nr. 4 einer im Inland abgeurteilten Tat gleich, wenn sie nach deutschem Strafrecht eine solche nach Paragraph 176 Abs. 1 oder 2 wäre.«

Sexueller Mißbrauch von Kindern mit Todesfolge: (Paragraph 176b)

»Verursacht der Täter durch den sexuellen Mißbrauch (Paragraphen 176 und 176a) wenigstens leichtfertig den Tod des Kindes, so ist die Strafe lebenslange Freiheitsstrafe oder Freiheitsstrafe nicht unter zehn Jahren.«

Förderung sexueller Handlungen Minderjähriger: (Paragraph 180)

»(1) Wer sexuelle Handlungen einer Person unter sechzehn Jahren an oder vor einem Dritten oder sexuelle Handlungen eines Dritten an einer Person unter sechzehn Jahren

1. durch seine Vermittlung oder

2. durch Gewähren oder Verschaffen von Gelegenheit Vorschub leistet, wird mit Freiheitsstrafe bis zu drei Jahren oder mit Geldstrafe bestraft. Satz 1 Nr. 2 ist nicht anzuwenden, wenn der zur Sorge für die Person Berechtigte handelt; dies gilt nicht, wenn der Sorgeberechtigte durch das Vorschubleisten seine Erziehungspflicht gröblich verletzt.

(2) Wer eine Person unter achtzehn Jahren bestimmt, sexuelle Handlungen gegen Entgelt an oder vor einem Dritten vorzunehmen oder von einem Dritten an sich vornehmen zu lassen, oder wer solchen Handlungen durch seine Vermittlung Vorschub leistet, wird mit Freiheitsstrafe bis zu fünf Jahren oder mit Geldstrafe bestraft.

(3) Wer eine Person unter achtzehn Jahren, die ihm zur Erziehung, zur Ausbildung oder zur Betreuung in der Lebensführung anvertraut oder im Rahmen eines Dienst- oder Arbeitsverhältnisses untergeordnet ist, unter Mißbrauch einer mit dem Erziehungs-, Ausbildungs-, Betreuungs-, Dienst- oder Arbeitsver-

hältnis verbundenen Abhängigkeit bestimmt, sexuelle Handlungen an oder vor einem Dritten vorzunehmen oder von einem Dritten an sich vornehmen zu lassen, wird mit Freiheitsstrafe bis zu fünf Jahren oder mit Geldstrafe bestraft ...«

Sexueller Mißbrauch von Jugendlichen:
(Paragraph 182)

»(1) Eine Person über achtzehn Jahre, die eine Person unter sechzehn Jahren dadurch mißbraucht, daß sie

1. unter Ausnutzung einer Zwangslage oder gegen Entgelt sexuelle Handlungen an ihr vornimmt oder an sich von ihr vornehmen läßt oder

2. diese unter Ausnutzung einer Zwangslage dazu bestimmt, sexuelle Handlungen an einem Dritten vorzunehmen oder von einem Dritten an sich vornehmen zu lassen,

wird mit Freiheitsstrafe bis zu fünf Jahren oder mit Geldstrafe bestraft.

(2) Eine Person über einundzwanzig Jahre, die eine Person unter sechzehn Jahren dadurch mißbraucht, daß sie

1. sexuelle Handlungen an ihr vornimmt oder an sich von ihr vornehmen läßt oder

2. diese dazu bestimmt, sexuelle Handlungen an einem Dritten vorzunehmen, oder von einem Dritten an sich vornehmen zu lassen,

und dabei die fehlende Fähigkeit des Opfers zur sexuellen Selbstbestimmung ausnutzt, wird mit Freiheitsstrafe bis zu drei Jahren oder mit Geldstrafe bestraft ...«

Sexueller Mißbrauch von Schutzbefohlenen:
(Paragraph 174)

(1) Wer sexuelle Handlungen

1. an einer Person unter sechzehn Jahren, die ihm zur Erziehung, zur Ausbildung oder zur Betreuung in der Lebensführung anvertraut ist,

2. an einer Person unter achtzehn Jahren, die ihm zur Erziehung, zur Ausbildung oder zur Betreuung in der Lebensführung

anvertraut oder im Rahmen eines Dienst- oder Arbeitsverhältnisses untergeordnet ist, unter Mißbrauch einer mit dem Erziehungs-, Ausbildungs-, Betreuungs-, Dienst- oder Arbeitsverhältnis verbundenen Abhängigkeit oder

3. an seinem noch nicht achtzehn Jahre alten leiblichen oder angenommenen Kind

vornimmt oder an sich von dem Schutzbefohlenen vornehmen läßt, wird mit Freiheitsstrafe bis zu fünf Jahren oder mit Geldstrafe bestraft.

(2) Wer unter den Voraussetzungen des Absatze 1 Nr. 1 bis 3

1. sexuelle Handlungen vor dem Schutzbefohlenen vornimmt oder

2. den Schutzbefohlenen dazu bestimmt, daß er sexuelle Handlungen vor ihm vornimmt,

um sich oder den Schutzbefohlenen hierdurch sexuell zu erregen, wird mit Freiheitsstrafe bis zu drei Jahren oder mit Geldstrafe bestraft ...«

Schutz vor schwerwiegender Belästigung durch Handlungen mit sexuellem Einschlag; Kinder- und Jugendschutz; Sittlichkeits- und Anstandsempfinden der Allgemeinheit: Exhibitionistische Handlungen: (Paragraph 183)

»(1) Ein Mann, der eine andere Person durch eine exhibitionistische Handlung belästigt, wird mit Freiheitsstrafe bis zu einem Jahr oder mit Geldstrafe bestraft.

(2) Die Tat wird nur auf Antrag verfolgt, ...«

Verbreitung pornographischer Schriften: (Paragraph 184)

(1) Wer pornographische Schriften (Paragraph 11 Abs. 3)

1. einer Person unter achtzehn Jahren anbietet, überläßt oder zugänglich macht,

2. an einem Ort, der Personen unter achtzehn Jahren zugänglich ist oder von ihnen eingesehen werden kann, ausstellt, anschlägt, vorführt, oder sonst zugänglich macht,

3. im Einzelhandel außerhalb von Geschäftsräumen, in Kiosken oder anderen Verkaufsstellen, die der Kunde nicht zu betreten pflegt, im Versandhandel oder in gewerblichen Leihbüchereien oder Lesezirkeln einem anderen anbietet oder überläßt,

3a. im Wege gewerblicher Vermietung oder vergleichbarer gewerblicher Gewährung des Gebrauchs, ausgenommen in Ladengeschäften, die Personen unter achtzehn Jahren nicht zugänglich sind und von ihnen nicht eingesehen werden können, einem anderen anbietet oder überläßt,

4. im Wege des Versandhandels einzuführen unternimmt,

5. öffentlich an einem Ort, der Personen unter achtzehn Jahren zugänglich ist oder von ihnen eingesehen werden kann, oder durch Verbreiten von Schriften außerhalb des Geschäftsverkehrs mit dem einschlägigen Handel anbietet, ankündigt oder anpreist,

6. an einen anderen gelangen läßt, ohne von diesem hierzu aufgefordert zu sein,

7. in einer öffentlichen Filmvorführung gegen ein Entgelt zeigt, das ganz oder überwiegend für diese Vorführung verlangt wird,

8. herstellt, bezieht, liefert, vorrätig hält oder einzuführen unternimmt, um sie oder aus ihnen gewonnene Stücke im Sinne der Nummern 1 bis 7 zu verwenden oder einem anderen eine solche Verwendung zu ermöglichen, oder

9. auszuführen unternimmt, um sie oder aus ihnen gewonnene Stücke im Ausland unter Verstoß gegen die dort geltenden Strafvorschriften zu verbreiten oder öffentlich zugänglich zu machen oder eine solche Verwendung zu ermöglichen, wird mit Freiheitsstrafe bis zu einem Jahr oder mit Geldstrafe bestraft.

(2) Ebenso wird bestraft, wer eine pornographische Darstellung durch Rundfunk verbreitet.

(3) Wer pornographische Schriften (Paragraph 11 Abs. 3), die Gewalttätigkeiten, den sexuellen Mißbrauch von Kindern oder sexuelle Handlungen von Menschen mit Tieren zum Gegenstand haben,

1. verbreitet,

2 öffentlich ausstellt, anschlägt, vorführt oder sonst zugänglich macht oder

3. herstellt, bezieht, liefert, vorrätig hält, anbietet, ankündigt, anpreist, einzuführen oder auszuführen unternimmt, um sie oder aus ihnen gewonnene Stücke im Sinne der Nummern 1 oder 2 zu verwenden oder einem anderen eine solche Verwendung zu ermöglichen,

wird, wenn die pornographischen Schriften den sexuellen Mißbrauch von Kindern zum Gegenstand haben, mit Freiheitsstrafe von drei Monaten bis zu fünf Jahren, sonst mit Freiheitsstrafe bis zu drei Jahren oder mit Geldstrafe bestraft.

(4) Haben die pornographischen Schriften (Paragraph 11 Abs. 3) in den Fällen des Absatzes 3 den sexuellen Mißbrauch von Kindern zum Gegenstand und geben sie ein tatsächliches oder wirklichkeitsnahes Geschehen wieder, so ist die Strafe Freiheitsstrafe von sechs Monaten bis zu zehn Jahren, wenn der Täter gewerbsmäßig oder als Mitglied einer Bande handelt, die sich zur fortgesetzten Begehung solcher Taten verbunden hat.

(5) Wer es unternimmt, sich oder einem Dritten den Besitz von pornographischen Schriften (Paragraph 11 Abs. 3) zu verschaffen, die den sexuellen Mißbrauch von Kindern zum Gegenstand haben, wird, wenn die Schriften ein tatsächliches oder wirklichkeitsnahes Geschehen wiedergeben, mit Freiheitsstrafe bis zu einem Jahr oder mit Geldstrafe bestraft ...«

Sexuelle Selbstbestimmung von Erwachsenen

Sexuelle Nötigung / Vergewaltigung: (Paragraph 177).

»(1) Wer eine andere Person

1. mit Gewalt,

2. durch Drohung mit gegenwärtiger Gefahr für Leib oder Leben oder

3. unter Ausnutzung einer Lage, in der das Opfer der Einwirkung des Täters schutzlos ausgeliefert ist,

nötigt, sexuelle Handlungen des Täters oder eines Dritten an sich zu dulden oder an dem Täter oder einem Dritten vorzunehmen, wird mit Freiheitsstrafe nicht unter einem Jahr bestraft.

(2) In besonders schweren Fällen ist die Strafe Freiheitsstrafe nicht unter zwei Jahren. Ein besonders schwerer Fall liegt in der Regel vor, wenn

1. der Täter mit dem Opfer den Beischlaf vollzieht oder ähnliche sexuelle Handlungen an dem Opfer vornimmt oder an sich von ihm vornehmen läßt, die dieses besonders erniedrigen, insbesondere, wenn sie mit einem Eindringen in den Körper verbunden sind (Vergewaltigung) oder

2. die Tat von mehreren gemeinschaftlich begangen wird.

(3) Auf Freiheitsstrafe nicht unter drei Jahren ist zu erkennen, wenn der Täter

1. eine Waffe oder ein anderes gefährliches Werkzeug bei sich führt,

2. sonst ein Werkzeug oder Mittel bei sich führt, um den Widerstand einer anderen Person durch Gewalt oder Drohung mit Gewalt zu verhindern oder zu überwinden, oder

3. das Opfer durch die Tat in die Gefahr einer schweren Gesundheitsschädigung bringt.

(4) Auf Freiheitsstrafe nicht unter fünf Jahren ist zu erkennen, wenn der Täter

1. bei der Tat eine Waffe oder ein anderes gefährliches Werkzeug verwendet oder

2. das Opfer

a) bei der Tat körperlich schwer mißhandelt oder

b) durch die Tat in die Gefahr des Todes bringt.

(5) In minder schweren Fällen des Absatzes 1 ist auf Freiheitsstrafe von sechs Monaten bis zu fünf Jahren, in minder schweren Fällen der Absätze 3 und 4 auf Freiheitsstrafe von einem Jahr bis zu zehn Jahren zu erkennen.«

Sexuelle Nötigung und Vergewaltigung mit Todesfolge: (Paragraph 178)

»Verursacht der Täter durch die sexuelle Nötigung oder Vergewaltigung (Paragraph 177) wenigstens leichtfertig den Tod des Opfers, so ist die Strafe lebenslange Freiheitsstrafe oder Freiheitsstrafe nicht unter zehn Jahren.«

Sicherungsverwahrung: (Paragraph 66)

»(1) Wird jemand wegen einer vorsätzlichen Straftat zu zeitiger Freiheitsstrafe von mindestens zwei Jahren verurteilt, so ordnet das Gericht neben der Strafe die Sicherungsverwahrung an, wenn

1. der Täter wegen vorsätzlicher Straftaten, die er vor der neuen Tat begangen hat, schon zweimal jeweils zu einer Freiheitsstrafe von mindestens einem Jahr verurteilt worden ist,

2. er wegen einer oder mehrerer dieser Taten vor der neuen Tat für die Zeit von mindestens zwei Jahren Freiheitsstrafe verbüßt oder sich im Vollzug einer freiheitsentziehenden Maßregel der Besserung und Sicherung befunden hat und

3. die Gesamtwürdigung des Täters und seiner Taten ergibt, daß er infolge eines Hanges zu erheblichen Straftaten, namentlich zu solchen, durch welche die Opfer seelisch oder körperlich schwer geschädigt werden oder schwerer wirtschaftlicher Schaden angerichtet wird, für die Allgemeinheit gefährlich ist.

(2) Hat jemand drei vorsätzliche Straftaten begangen, durch die er jeweils Freiheitsstrafe von mindestens einem Jahr verwirkt hat, und wird er wegen einer oder mehrerer Taten zu zeitiger Freiheitsstrafe von mindestens drei Jahren verurteilt, so kann das Gericht unter der in Absatz 1 Nr. 3 bezeichneten Voraussetzung neben der Strafe die Sicherungsverwahrung auch ohne frühere Verurteilung oder Freiheitsentziehung (Absatz 1 Nr. 1 und 2) anordnen.

(3) Wird jemand wegen eines Verbrechens oder wegen einer Straftat nach den Paragraphen 174 bis 174c, 176, 179 Abs. 1 bis 3, 180, 182, 224, 225 Abs 1 oder 2 oder 323a,[102] soweit die im Rausch begangene Tat ein Verbrechen oder eine der vorgenannten rechtswidrigen Taten ist, zu zeitiger Freiheitsstrafe von mindestens zwei Jahren verurteilt, so kann das Gericht neben der Strafe die Sicherungsverwahrung anordnen, wenn der Täter wegen einer oder mehrerer solcher Straftaten, die er vor der neuen Tat begangen hat, schon einmal zu Freiheitsstrafe von mindestens drei Jahren verurteilt worden ist und die in Absatz 1 Nr. 2 und 3 genannten Voraussetzungen erfüllt sind. Hat jemand zwei Straftaten der in Satz 1 bezeichneten Art begangen, durch die er jeweils Freiheitsstrafe von mindestens zwei Jahren verwirkt hat und wird er wegen einer oder mehrerer dieser Taten zu zeitiger Freiheitsstrafe von mindestens drei Jahren verurteilt, so kann das Gericht unter den in Absatz 1 Nr. 3 bezeichneten Voraussetzungen neben der Strafe die Sicherungsverwahrung auch ohne frühere Verurteilung oder Freiheitsentziehung (Absatz 1 Nr. 1 und 2) anordnen. Die Absätze 1 und 2 bleiben unberührt.

(4) Im Sinne des Absatzes 1 Nr. 1 gilt eine Verurteilung zu Gesamtstrafe als eine einzige Verurteilung. Ist Untersuchungshaft oder eine andere Freiheitsentziehung auf Freiheitsstrafe angerechnet, so gilt sie als verbüßte Strafe im Sinne des Absatzes 1 Nr. 2. Eine frühere Tat bleibt außer Betracht, wenn zwischen ihr und der folgenden Tat mehr als fünf Jahre verstrichen sind. In die Frist wird die Zeit nicht eingerechnet, in welcher der Tä-

[102] Paragraph 174 Sexueller Mißbrauch von Schutzbefohlenen,
Paragraph 176 Sexueller Mißbrauch von Kindern,
Paragraph 179 Sexueller Mißbrauch widerstandsunfähiger Personen,
Paragraph 180 Förderung sexueller Handlungen Minderjähriger,
Förderung der Prostitution, Menschenhandel,
Paragraph 182 Sexueller Mißbrauch von Jugendlichen,
Paragraph 224 Gefährliche Körperverletzung,
Paragraph 225 Mißhandlung von Schutzbefohlenen,
Paragraph 232a Vollrausch.

ter auf behördliche Anordnung in einer Anstalt verwahrt worden ist. Eine Tat, die außerhalb des räumlichen Geltungsbereichs dieses Gesetzes[103] abgeurteilt worden ist, steht einer innerhalb dieses Bereichs abgeurteilten Tat gleich, wenn sie nach deutschem Strafrecht eine vorsätzliche Tat, in den Fällen des Absatzes 3 eine der Straftaten der in Absatz 3 Satz 1 bezeichneten Art wäre.«

Nach Paragraph 67 wird dann die Reihenfolge der Vollstrekkung von Maßnahmen der Paragraphen 63 (Unterbringung in einem psychiatrischen Krankenhaus) und 64 (Unterbringung in einer Entziehungsanstalt) geregelt.

103 Der Geltungsbereich des StGB ist in den Paragraphen 2 bis 7 mit Hinweisen auf die zeitliche wie räumliche Geltung hin geregelt. So weist Paragraph 6 darauf hin, daß unter anderem Menschenhandel, Verbreitung pornographischer Schriften etc. unabhängig vom Recht des Tatorts auch durch das deutsche Strafrecht verfolgt werden kann.

Literatur

Das nachfolgende Literaturverzeichnis weist noch einmal auf die wichtigsten Titel hin, die im Buch zitiert wurden.

Es führt aber auch Literatur auf, die mich im Zusammenhang meiner Vorbereitungen bis zum Ende des vorliegenden Buches begleitet hat.

Bellinger, G.J.: Im Himmel wie auf Erden. Sexualität in den Religionen der Welt. München 1993

Carter, A.: Sexualität ist Macht. Die Frau bei de Sade. Reinbek 1983

Cornell, D.: Die Versuchung der Pornographie. Gender Studies. Frankfurt/M. 1997

de Boor, W./Haffke, B. (Hg.): Psychiatrisch-Psychologische Sachverständige im Strafprozess. Glück oder Pech im forensischen Lotteriespiel. Essen 1998

Dettenborn, H.: Täter – Opfer – Zeuge. Streifzüge durch die Gerichtspsychologie. Berlin 1988

Drewes, D.: Kinder im Datennetz. Pornographie und Prostitution in den neuen Medien. Frankfurt/M. 1995

Falck, U.: VEB Bordell. Geschichte der Prostitution in der DDR. Berlin 1998

Föster, M.(Hg.): Jürgen Bartsch – Nachruf auf eine »Bestie«. Essen 1984

Gallwitz, A./Paulus, M.: Grünkram. Die Kinder-Sex-Mafia in Deutschland. Hilden 1997

Gegen sexuellen Mißbrauch an Mädchen und Jungen. Ein Ratgeber für Mütter und Väter. Erarbeitung: Gisela Braun, Ar-

beitsgemeinschaft Kinder- und Jugendschutz NRW, e.V., Köln
Giese, H.: Psychopathologie der Sexualität. Stuttgart 1962
Girtler, R.: Pepi T. – Eine kriminelle Karriere. München 1989
Goldberg, H.: Man(n) bleibt Mann. Möglichkeiten und Grenzen der Veränderung. Reinbek 1986
Holl, A.: Mitleid. Plädoyer für ein unzeitgemäßes Gefühl. Reinbek 1990
Hummel, K.: Schlüssel zur Therapie ist die sexuelle Phantasie. Wie Tätern und Opfern nach dem sexuellen Mißbrauch von Kindern geholfen wird. In: Frankfurter Allgemeine Zeitung vom 24. August 1998
Jäger, H./Schorsch E. (Hg.) Sexualwissenschaft und Strafrecht, 1987
Jamin, P.: Sexopfer Kind. Die Hintergründe des Falls Dutroux und die Machenschaften der internationalen Porno-Mafia. Bergisch-Gladbach 1997
Kaiser, G./Kerner, H.-J./Sack, F./Schellhoss, H. (Hg.): Kleines Kriminologisches Wörterbuch. 3. Auflage, Heidelberg 1993
Kaplan, L.J.: Weibliche Perversionen. München 1990
Kirchhoff, S.: Sexueller Mißbrauch vor Gericht. Band I/II, Opladen 1994
Krebber, W.: Wasser bergauf fließen lassen. Sich Jahrzehnte mit Sexualstraftätern auseinandergesetzt. Die Neurologin und Psychiaterin Dr. Vera Schumann. In: Frau & mutter, Düsseldorf, Januar 1997, S. 4-5
Krebber, W.: Differenzierte Betrachtung käme allen Beteiligten zugute. Journalisten berichten häufig ohne Augenmaß über Sexualstraftaten. In: Journalistik 1(1998), Heft 2, S. 38-39
Krebber, W.: Die Grenzen der Scham. Kinder brauchen Schutz vor sexueller Gewalt. In: Stadt Gottes, September 1993 (Darin u.a. ein Interview mit Helmut Wäller, Vorsitzender Richter der Jugendschutzkammer am Essener Landgericht)
Kristeva, J.: Fremde sind wir uns selbst. Frankfurt/M. 1990
Kröber, H.-L./Dahle, K.-P.: Sexualstraftaten und Gewaltdelin-

quenz. Empirische Daten zu Verlauf und Behandlung. Heidelberg 1998
Lautmann, R.: Die Lust am Kind. Porträt des Pädophilen. Hamburg 1994
Leygraf, N.: Psychisch kranke Rechtsbrecher. Berlin/Heidelberg/New York 1988
Marneros, A.: Sexualmörder. Eine erklärende Erzählung. Bonn 1997
Mauz, G.: Die Justiz vor Gericht. Macht und Ohnmacht der Richter. München 1990
Mergen, A.: Die Kriminologie. 3. Auflage, München 1995
Morgenthaler, F.: Homosexualität, Heterosexualität, Perversion. Frankfurt/New York 1994
Naucke, W.: Strafrecht – Eine Einführung. 4. Auflage, Frankfurt/M. 1982
Negt, O./Kluge, A.: Maßverhältnisse des Politischen. 15 Vorschläge zum Unterscheidungsvermögen. Frankfurt/M. 1992
Peri Rossi, C.: Fantasias Eroticas, Wien 1993
Pozsár, C./Farin M. (Hg.): Die Haarmann-Protokolle. Reinbek 1995
Rijnaarts, J.: Lots Töchter. Über den Vater-Tochter-Inzest. Düsseldorf 1988
Safranski, R.: Das Böse oder Das Drama der Freiheit. München/Wien 1997
Schneider, H.-J.: Kriminologie. Berlin/New York 1987
Schorsch, E.: Kurzer Prozeß? Ein Sexualstraftäter vor Gericht. Hamburg 1995
Schüler-Springorum, H.: Kriminalpolitik für Menschen. Frankfurt/M. 1991
Schumann, V.: Psychisch kranke Rechtsbrecher. Stuttgart 1987 (Anm.: In einem anderen Literaturverzeichnis kam es zu dem »schönen« Druckfehler »Psychisch kranke Rechtssprecher«. W.K.)
Schumann, V.: Maßregelvollzug: Gesellschaftlicher Auftrag und Wirklichkeit. In: Reiner, F. (Hg.), Maßregelvollzug im Psychiatrischen Krankenhaus. Neuss 1991

Smith, H.: Unglückliche Kinder. Fakten – Ursachen – Hilfen. Düsseldorf 1998
Spengler, T.: Lenins Hirn. Roman. Frankfurt/M. 1993
Strafe: Tor zur Versöhnung? Eine Denkschrift der Evangelischen Kirche in Deutschland zum Strafvollzug. Gütersloh 1990
Theweleit, K.: Männerphantasien. Band I/II, Reinbek 1980
v. Krafft-Ebing, R.: Psychopathia sexualis. (Neuauflage), München 1993
Wesel, U.: Fast alles was Recht ist. Jura für Nicht-Juristen. Frankfurt/M. 1992
Zilbergeld, B.: Männliche Sexualität. Was (nicht) alle immer schon über Männer wußten. 20. Auflage, Tübingen 1991